LES ACTUALITÉS MÉDICALES

L'Acétonurie

Sa Valeur Sémiologique
Son Traitement

LES ACTUALITÉS MÉDICALES

Collection de volumes in-16, de 96 pages, cartonnés. Chaque volume : 1 fr. 50

LES ACTUALITÉS MÉDICALES

L'Acétonurie

Sa Valeur Sémiologique
Son Traitement

PAR

Le Dr HENRI MAUBAN

Ancien interne des hôpitaux de Paris.
Médecin consultant à Vichy.

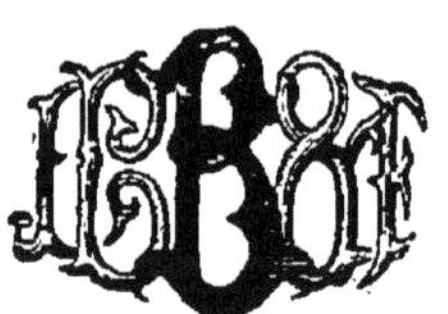

PARIS

LIBRAIRIE J.-B. BAILLIÈRE ET FILS

19, RUE HAUTEFEUILLE, 19

1912

L'ACÉTONURIE

SA VALEUR SÉMIOLOGIQUE. — SON TRAITEMENT

INTRODUCTION

Il y a un démi-siècle, Petters publiait l'observation d'une malade morte dans le coma diabétique. Frappé par l'odeur étrange de l'haleine et des urines de cette malade, il avait distillé ces dernières et y avait décelé de l'acétone.

Cette observation fut le point de départ de nombreux travaux et de discussions ardues; bientôt la recherche de l'acétone dans l'urine fut reconnue nécessaire et classique dans certaines affections, en même temps que la chimie apportait sa contribution à cette œuvre, en indiquant les réactifs qui devaient donner plus de facilité et de certitude dans la recherche de l'acétone urinaire.

On s'enquit alors activement des relations de cause à effet pouvant exister entre l'acétone et quelques maladies jusqu'alors mal élucidées dans leur pathogénie, et au premier rang figura le coma diabétique. On put croire, un moment, que tout un chapitre de la pathogénie du coma et des affections comateuses allait être bouleversé et écrit à nouveau sur de nouvelles données très scientifiques; mais la chimie biologique garda jalousement son secret et peu de chose fut changé en somme, car les recherches de laboratoire démontraient peu après la non toxicité de l'acétone.

Ce fut alors l'oubli pour quelques années, jusqu'au jour où l'on reconnut qu'à côté de l'acétone fréquemment décelée, se glissaient souvent d'autres produits similaires, comme l'acide diacétique et l'acide β oxybutyrique, pour ne citer que les plus importants, dont la part dans la production des accidents comateux n'était certainement pas négligeable.

Il se fit alors une sorte de scission parmi les expérimentateurs, les uns continuant comme par le passé à s'enquérir de l'acétone et arrivant dans leurs investigations à des résultats dissemblables, parce que dissemblables aussi étaient leur technique et le réactif de l'acétone qu'ils préconisaient; les autres laissant de côté l'acétone et cherchant la clé du mystère dans l'action toxique des corps voisins de l'acétone.

Aujourd'hui encore l'accord n'est pas fait. On serre, il est vrai, la vérité de plus près ; on limite même plus aisément le champ des recherches, mais moins que jamais il ne faut considérer dans l'acétonurie que l'acétone seule. Des recherches récentes ne démontrent-elles pas actuellement que des phénomènes graves d'intoxication ou de coma ne vont jamais sans qu'à côté de l'acétone ne figure aussi l'acide diacétique, l'acide β oxybutyrique, et l'excès d'ammoniaque urinaire, et que par contre l'acétonurie seule et bien isolée peut être décelée dans nombre de cas qui ne présentent aucune gravité immédiate.

Nous avons nous-même, en 1905, étudié une partie de cette question et nous sommes heureux d'avoir contribué pour notre part à démontrer que l'acétonurie seule (acide diacétique et oxybutyrique mis à part) avait bien une certaine importance clinique, mais que du fait de sa constatation, on n'était autorisé à conclure à aucun fait pronostic grave; la principale cause d'acétonurie nous semblant être un certain degré d'autophagie exprimé par la destruction des réserves corporelles en hydrates de carbone, albumines ou graisses, provoqué par le jeûne momentané ou prolongé et par l'inanition relative ou absolue.

Mais à tout bien considérer, il est aisé de se rendre compte que la question est bien plus complexe encore. En serrant de trop près la définition de l'acétonurie, en éliminant tout d'abord l'acide diacétique et l'acide β oxybutyrique, et en écartant pour la recherche de l'acétone dans l'urine tous les réactifs non spécifiques de l'acétone pure, comme la chose avait été faite avant nous, et comme nous l'avons fait nous-même d'une façon plus rigoureuse encore, on s'expose à laisser dans l'ombre tous les faits où l'acétone est peu abondante ou même fait défaut, mais dans lesquels les deux acides précités jouent le plus grand rôle. Il est donc nécessaire quand on parle d'acétonurie ou d'acétonémie de s'entendre auparavant sur la valeur qu'on veut donner à ce terme.

Contrairement à ce que nous pensions en 1905, nous estimons aujourd'hui qu'acétonurie veut dire aussi diacéturie et qu'il est inexact de ne tenir compte dans un examen des urines que des réactifs propres à l'acétone seule. La recherche de l'acide diacétique et de l'acide β oxybutyrique s'impose dans un examen complet, parallèlement à la recherche de l'ammoniurie.

N'est-il pas curieux, enfin, de constater qu'on en arrive aujourd'hui, de par les récents progrès de la chimie, à préconiser l'emploi du réactif de Gerhardt (perchlorure de fer) dont on critiquait tant l'emploi il y a dix ans, et à abandonner, par contre, les réactifs beaucoup plus compliqués et d'allure bien plus scientifique qu'au nom même de la chimie on avait voulu lui substituer.

I. — HISTORIQUE

C'est en étudiant l'historique de cette question de l'acétonurie, qu'on se rend le mieux compte des phases par lesquelles est passée la pathogénie des accidents attribuables à l'acétone et aux corps acétoniques.

Tour à tour, en effet, nous verrons l'acétone considérée comme la cause primordiale et suffisante des accidents comateux, puis son rôle toxique énergiquement nié ; tour à tour encore, nous la verrons décelée uniquement dans les urines des graves intoxications, puis caractérisée invariablement dans toutes les urines, même les urines normales, d'où la constatation d'une acétonurie physiologique. Et le cycle de son importance ou de sa nullité pathogénique n'est pas près de se clore, car on hésite encore aujourd'hui à se prononcer sur l'étiologie certaine des grands accidents comateux qu'elle accompagne invariablement.

La recherche chez le malade du symptôme acétonurie est une constatation relativement assez récente.

La première hypothèse sur le rôle joué dans l'organisme par l'acétone a été formulée par Kaulisch en 1860.

Avant cet auteur ce symptôme n'avait pas été remarqué. Von Starck en 1828 avait pourtant constaté le premier l'odeur spéciale de l'haleine des diabétiques agonisant dans le coma, mais cette constatation, ainsi que celle faite par Brand en 1850, qui compara cette odeur à celle du chloroforme, avait passé à peu près inaperçue.

Sept années plus tard, en 1857, Petters publia l'observation d'une malade morte dans le coma diabétique ; il fut frappé de l'odeur très forte exhalée par l'haleine de la malade. La même odeur se retrouvait dans l'urine. A la distillation, Petters trouva dans celle-ci un corps qu'il détermina comme étant de l'acétone. Après la mort de la malade, il fit la même constatation dans le liquide gastrique et en distillant le sang et certains viscères.

Kaulisch d'ailleurs confirma en 1869 le fait noté par Petters et démontra que c'était bien de l'acétone que cet auteur avait décelé dans l'urine.

Dans l'important travail qu'il publia à ce sujet, Kaulisch émit l'hypothèse que l'acétone devait provenir de la transformation du sucre dans le tube digestif, sous l'influence de la « sarcina ventriculi ». Toute sa théorie repose sur le dédoublement du sucre dans le tube digestif en acétone, alcool, acide acétique et eau. Malheureusement, il ne donne aucune preuve de la présence de la « sarcina ». Sa théorie, en somme, est très ingénieuse, mais elle pèche par l'absence de données scientifiques et, malgré cela, Kaulisch fut pendant longtemps le seul qui affirma que l'acétonurie ne se rencontrait pas uniquement chez les diabétiques, mais aussi chez tous les malades atteints d'une affection chronique du tube digestif.

En 1865, Gerhardt décrivait la coloration rouge que prennent les urines de quelques diabétiques, lorsqu'à ces urines on ajoute quelques gouttes de perchlorure de fer. Il remarquait la valeur de l'acétonurie des comateux et pensait qu'elle était due à un dédoublement du sucre en acétone aux dépens d'une substance intermédiaire qu'il croyait être l'éther diacétique.

Presque en même temps, Balthazar Forster et Cantani, reprenant la théorie de Gerhardt, émettaient l'hypothèse de la transformation du sucre en acétone soit par l'intermédiaire du foie, soit par l'intermédiaire de l'estomac.

En 1874, Kussmaul rapprocha le coma diabétique de l'acétonurie. Ayant pu observer trois malades diabétiques morts dans le coma, et constaté dans leurs urines la présence de l'acétone, il chercha à démontrer le rôle de l'acétone dans la production du coma. Malheureusement les expériences qu'il pratiqua sur les animaux furent peu probantes, et l'absence de toxicité de l'acétone absorbée par le tube digestif chez l'homme ébranla un moment ses convictions. Il émit cependant cette hypothèse très ingénieuse : qu'entre l'acétonurie et le coma diabétique existaient les mêmes relations qu'entre l'alcoolisme chronique et le delirium tremens.

Kussmaul s'est attaché également à différencier le coma diabétique du coma urémique. Ce fut lui qui constata le premier, chez le diabétique dans le coma, un rythme respiratoire particulier qu'il ne retrouvait ni dans le coma urémique, ni dans la période ultime du choléra, et il pensait que ce fait ne pouvait être que le résultat de l'excitation directe du centre respiratoire du bulbe par l'acétone.

Pendant de longues années, jusqu'à l'apparition de la conception de Frerichs, les idées de Kussmaul furent presque unanimement acceptées.

Lecorché, Bourneville et Teinturier, de Gennes, Penzoldt développèrent sa théorie.

Cependant, en 1883, apparaissait le mémoire de Frerichs. Ce fut un revirement complet dans la théorie pathogénique du coma. Trompé par un procédé défectueux pour déceler l'acétone dans l'urine, et voyant dans presque tous les cas la réaction donner un résultat positif, il n'attacha plus assez d'importance à un symptôme qu'il semblait considérer comme une chose banale. Bien plus, constatant dans une urine jusqu'à 40 centimètres cubes d'acétone, et se basant sur les expériences de Kussmaul qu'il répéta, il nia la toxicité de l'acétone et se refusa à trouver dans l'acétonémie la cause du coma diabétique. Il n'admettait pas non plus la toxicité de l'acide diacétique.

La cause du coma, d'après Frerichs, était tout autre. Malheureusement, malgré les expériences qu'il répéta, malgré la constatation chez trente malades qu'il a examinés (et dont il donnait les observations des plus consciencieuses) de tous les symptômes de l'acétonémie (haleine caractéristique, abaissement de température, accélération du pouls, rythme respiratoire et coma terminal), il n'arriva qu'à cette conclusion qui n'explique rien : le coma est dû à une intoxication diabétique.

Malgré cette lacune, les idées de Frerichs eurent un grand retentissement et sauf Penzoldt et de Gennes presque tous acceptèrent sa théorie nouvelle.

Von Jaksch, qui publia plusieurs mémoires à ce moment et qui les réunit en un volume en 1886, contribua par ses expériences à faire admettre une partie des idées de Frerichs et chercha à démontrer que l'acétonurie était un symptôme normal, à tel point qu'il décrivit une acétonurie physiologique.

Von Jaksch, un des premiers, abandonna comme réactif dans la recherche de l'acétone le perchlorure de fer pour se servir du réactif de Lieben. Cette réaction est tellement sensible qu'elle lui donna dans tous les cas le résultat positif favorable à sa théorie de l'acétonurie physiologique. Pour lui, l'acétone urinaire était un produit normal et constant des échanges nutritifs et résultait de la décomposition des albuminoïdes. L'acétonurie ne devenait pathologique que lorsque sa quantité dépassait la normale, et celle-ci était fort élevée à son avis puisqu'il donnait comme chiffre : 10 milligrammes par vingt-quatre heures. Écartant l'acétonurie comme cause du coma diabétique, il reconnut plusieurs degrés d'acétonurie dans le diabète. Abandonnant même sa théorie pendant un instant, il se combattit lui-même en combattant l'acétone et décrivit des diabètes sans acétonurie. Enfin von Jaksch chercha à doser l'acétone urinaire. Sa théorie était basée sur la production d'iodoforme au moyen du réactif de Lieben. Il l'appliqua au dosage de 130 urines, et ce fait lui permit de conclure que l'hyperacétonurie n'est pas seulement le fait du diabète et du coma diabétique, mais qu'on peut encore rencontrer ce symptôme dans les fièvres élevées et dans les cachexies cancéreuses.

C'est aussi à von Jaksch que l'on doit la meilleure étude sur la présence dans l'urine de l'acide acétylacétique déjà entrevu par Frerichs et par Gerhardt qui s'était trompé cependant en croyant à un éther.

Contrairement à Frerichs qui déniait à l'acide diacétique toute toxicité, von Jaksch pensa que sa présence dans l'urine avait une grande importance. La diacéturie ne se produisant jamais à l'état normal, l'acide diacétique était donc regardé par lui comme un produit pathologique, indice d'une aggravation. Il expliquait les relations qui existent entre l'acétone et l'acide diacétique par une hypothèse d'après laquelle l'acétone formée dans l'organisme par la décomposition des substances albuminoïdes se combinerait avec les acides organiques (acide formique) pour donner naissance à l'acide diacétique.

D'après lui, l'acétone aurait existé dans l'urine avant l'acide diacétique qu'elle contribue à former. Quant à la présence simultanée de ces deux corps dans l'urine, il l'expliquait par la décomposition dans l'urine même de l'acide diacétique, corps très instable qui donne naissance de cette façon à l'acétone, à de l'alcool et à de l'acide carbonique.

Le retentissement des idées de von Jaksch fut très grand, ceux qui attaquèrent ses conceptions furent l'exception. Ce furent surtout Penzoldt en Allemagne (1885) et de Gennes en France (1884).

Penzoldt abandonnant le réactif de Lieben se servait dans ses recherches d'une solution d'orthonitrobenzaldéhyde. Il en arriva à conclure que l'acétonurie n'est pas un fait physiologique et qu'on ne le rencontre pas invariablement même dans le diabète ou les grandes pyrexies ; il chercha aussi à démontrer la toxicité de l'acétone par des expériences sur les animaux (inhalation de vapeurs d'acétone).

L'année suivante, de Gennes (1) crut pouvoir, à la suite d'observations et d'expériences nombreuses, conclure en faveur de l'acétonurie comme cause du

(1) De Gennes. — Étude clinique et expérimentale de l'acétonurie. Th. de Paris, 1884.

coma diabétique. Reprenant la théorie de Kaulisch qui, avec les connaissances microbiennes de l'époque, paraissait alors très vraisemblable, il tenta avec Talamon de découvrir le microbe ou la levure cause de la transformation du sucre en acétone, mais il échoua.

De 1883 à 1885, plusieurs travaux importants apparurent en Allemagne ; Tappeiner, Albertoni, Rupstein étudièrent le mode de production de l'acétone dans l'organisme. La pathogénie du coma diabétique paraissant tranchée depuis von Jaksch fut ainsi laissée au second plan.

Baginsky, en 1888, étudia l'acétonurie chez les enfants. Les trois réactifs de l'acétone qu'il employa simultanément le menèrent à des conclusions semblables à celles de von Jaksch.

Presque en même temps que Baginsky, Romme (1), dans sa thèse inaugurale, soutint une théorie presque opposée. Combattant les idées de von Jaksch, il lui fit un reproche d'avoir voulu démontrer l'acétonurie physiologique en employant un réactif qu'il jugeait infidèle : le réactif de Lieben. A son avis, ce reactif donnerait un résultat positif avec l'alcool des urines sucrées et légèrement fermentées et avec l'acide lactique : il donnerait même un résultat positif avec l'urine normale.

Abandonnant le réactif de Lieben il préconisa celui de Chautard à la fuschine décolorée; mais, comme ce dernier est infiniment moins sensible, il ne décela qu'exceptionnellement l'acétonurie et put logiquement conclure ainsi :

(1) Romme. — Contribution à l'étude de l'acétonurie et du coma diabétique. Thèse de Paris, 1888.

Il n'existe aucune preuve de l'acétonurie physiologique et jusqu'à plus ample information il faut considérer la présence de l'acétone dans l'urine comme un fait pathologique. L'acétonurie doit être considérée sinon comme la cause unique, du moins comme la cause principale du coma diabétique, et les deux théories qu'on a voulu substituer à la conception de Kussmaul (la diacétémie et l'intoxication acide par l'acide β oxybutyrique) ne sont nullement opposées à l'acétonémie dont elles se rapprochent singulièrement par les affinités et les relations étroites qui existent entre l'acétone d'une part, l'acide diacétique et l'acide β oxybutyrique d'autre part.

A partir de ce moment et pendant quelques années on n'eut plus à relever de travaux importants sur le fond de la question. On abandonna même l'acétone comme cause du coma diabétique pour étudier l'intoxication acide qui prendra dorénavant une importance de plus en plus grande.

La théorie de l'intoxication acide ou de l'acidose a pour point de départ les travaux de Walter (1887) qui expérimenta sur des herbivores et des carnivores. Ces derniers seuls résistaient bien à l'ingestion d'acides divers, mais ils réagissaient en urinant de l'ammoniaque en grande quantité, ce qui apparut à Hallevorden (1880) comme un moyen de défense de l'organisme [cette constatation de l'ammoniurie avait déjà été faite par Boussingault (1)].

(1) Dans le cas où le diabète ne s'accompagne pas d'acidose, les corps ammoniacaux totaux sont toujours assez élevés, mais ils sont formés en grande partie d'acides aminés. Cette proportion s'élève rapidement avec l'acidose, si bien que, dans ce cas, les trois

En 1883, Stadellmann poussant plus loin encore les mêmes investigations dosa pendant cinq jours dans l'urine d'un acétonurique les acides minéraux, les bases fixes, l'acide urique et l'ammoniaque, et, constatant que la somme des acides n'égalait pas celle des bases, il conclut à l'existence dans cette urine d'un acide ignoré qu'il extrait avec un éther et qui est l'acide crotonique.

Kulz et Minkowsky (1884) démontraient alors que l'acide crotonique ne préexiste pas dans l'urine, mais résulte du dédoublement de l'acide β oxybutyrique. Ainsi peu à peu, malgré les premières théories, l'acétone fut écartée de l'étiologie du coma; peu à peu l'intoxication acide lui fut substituée; mais cette théorie finit par être combattue par les résultats mêmes qu'obtenaient les expérimentateurs qui la défendaient.

Deitchmuller, Szymansky et Tollens, puis Lépine isolèrent l'acide β oxybutyrique dans les urines de leurs diabétiques et nous savons quels rapports étroits unissent au point de vue chimique l'acétone et l'acide β oxybutyrique.

Un peu plus tard apparaissait le travail de d'Argenson (1) qui, dans sa thèse sur l'acétonurie, sembla remettre tout en question.

D'Argenson, s'inspirant des idées de von Jaksch

quarts ou les quatre cinquièmes de l'ammoniaque totale sont composés d'acides aminés. On ne peut donc expliquer l'ammoniurie abondante de l'acidose comme due à l'augmentation des acides organiques qu'elle viendrait saturer. Elle accuse uniquement une aggravation de l'insuffisance hépatique traduite par des troubles plus marqués de l'amino-acidolyse. M. Labbé et Bith. *Soc. de Biol.*, 21 octobre 1911.

(1) D'Argenson. — Recherches sur l'acétonurie. Thèse de Paris 1896.

sur l'acétonurie, chercha à démontrer la présence de ce corps dans l'urine à l'état normal; aussi l'acétonurie tendit-elle de plus en plus à être considérée comme un symptôme banal des états fébriles et des troubles gastro-intestinaux.

« C'est à Magnus Lévy que l'on doit les travaux les plus précis sur cette question de l'acidose. En dosant comparativement les bases et les acides dans l'urine des diabétiques comateux, il constate un grand excès des bases sur les acides; et comme l'acide β oxybutyrique existe dans l'urine, il admet que c'est lui qui sature ces bases en excès. Par conséquent, de cet excès même on peut déduire avec assez d'exactitude la quantité d'acide β oxybutyrique éliminé. Or, Magnus Lévy calcule que les réserves alcalines de l'organisme ne sont capables de saturer que 80 grammes de cet acide, alors qu'il peut s'en former et s'en éliminer jusqu'à 160 grammes par vingt-quatre heures quand on fournit à l'individu assez d'alcali pour le saturer. En outre, dosant cet acide dans les tissus, Magnus Lévy a trouvé qu'ils en contiennent 2 à 4,5 p. 1000 de tissus frais, ce qui indiquerait que l'organisme peut en renfermer de 100 à 200 grammes. (A. Robin en a décelé des quantités très notables dans le liquide céphalo-rachidien d'un malade atteint de coma diabétique) (1). Ces chiffres ne laissent aucun doute sur la réalité de l'intoxication acide, et leur élévation réduit à néant l'objection de Sternberg qui conteste les dangers de l'acide β oxybutyrique, parce qu'en donnant 10 grammes de cet acide à un diabétique pendant deux jours, et

(1) A. Robin. — Du coma diabétique (*Bulletin gén. de thérap.*, 8 janvier 1909).

5 grammes à une femme neurasthénique pendant cinq jours, il n'a point observé d'accidents. »

A peu près à la même époque que la thèse de d'Argenson, l'attention fut attirée par la constatation de l'acétonémie accompagnée de crises de vomissements, comme dans quelques intoxications aiguës. C'est incontestablement un fait à rapprocher, sous un autre aspect cependant, de la coïncidence de l'acétonurie et du coma diabétique. Y aurait-il là une nouvelle preuve de la toxicité de l'acétone ?

Comby (1), puis Marfan (2) étudièrent ces crises de vomissements acétonémiques, et un peu plus tard leurs idées furent reprises par Céard (3) et par Nicolas (4).

Mais on sent que ce n'est là qu'une période transitoire encore, le terrain que l'acétone gagne d'un côté elle l'a reperdu d'un autre : en effet, en 1900, Labussière (5), tout en reconnaissant que le coma diabétique est bien le fait d'une auto-intoxication, niait la toxicité suffisante de l'acétone, de l'acide diacétique et de l'acide β oxybutyrique, pour qu'on puisse vraisemblablement les incriminer. Il pense que l'agent toxique est un corps à fonction nitrile qui proviendrait de la désassimilation imparfaite des albuminoïdes.

La théorie de la toxicité de l'acétone perd encore

(1) Comby. — Vomissements périodiques des enfants (*Arch. de méd. des enf.*, juin 1899).

(2) Marfan. — *Arch. de méd. des enf.*, 1900 et 1901.

(3) Céard. — Vomissements avec acétonémie. Thèse de Paris, 1904.

(4) Nicolas. — De quelques cas d'acétonémie chez les enfants. Thèse de Paris, 1903.

(5) Labussière. — Recherches sur l'acétonémie et le coma diabétique. Thèse de Paris, 1900.

du terrain en 1904 avec le travail de Beauvy (1) qui étudie les « rapports de l'acétonurie en dehors du diabète et de la puerpéralité ». Constatant son extrême fréquence, il admet l'acétonurie physiologique, et reconnaît que les trois grands facteurs d'hyperacétonurie sont la fièvre, les troubles digestifs et l'inanition.

En 1905, nous avons repris nous-même l'étude de l'acétonurie, mais nous sommes arrivé à des conclusions presque opposées. Nous nous sommes attaché à réhabiliter le meilleur des réactifs de l'acétone pure : le réactif de Lieben, et à combattre la distillation de l'urine, de sorte que nous n'avons étudié que l'acétonurie pure. Nous avons été amené ainsi à conclure que l'acétonurie physiologique n'était pas prouvée, tant s'en faut, et que la principale cause de l'acétonurie était l'autophagie ou l'inanition relative ou absolue.

Nous sommes actuellement plus que jamais convaincu que l'acétonurie pure n'a pas de valeur sérieuse, mais qu'il n'en est pas de même de l'acidose caractérisée par la présence dans les urines de l'acide diacétique ou de l'acide β oxybutyrique et par l'exagération de l'ammoniaque urinaire.

D'ailleurs, en 1907, Desgrez et Saggio, en comparant la toxicité de ces différents corps, démontrent que la dose mortelle chez le lapin, par kilogramme d'animal, est de 4^{gr},355 pour l'acétone, 2^{gr},174 pour l'acide diacétique, et de 1^{gr},590 pour l'acide β oxybutyrique.

La toxicité de l'acétone pure est donc très faible ;

(1) Beauvy. — Thèse de Paris, 1904.

celle de l'acide diacétique est deux fois plus grande ; enfin celle de l'acide β oxybutyrique trois fois plus forte. Mais on est bien obligé d'admettre que la présence seule ou associée d'un de ces trois corps n'explique pas toute l'intoxication, car en se basant sur les chiffres donnés par Desgrez, il faudrait pour produire des accidents graves chez l'homme, plus de 95 grammes environ d'acide β oxybutyrique, 130 grammes d'acide diacétique et 270 grammes d'acétone. De pareils chiffres sont bien exceptionnellement révélés. Or, des expériences de Hugounencq montraient, un peu après, la presque impossibilité d'intoxiquer le cobaye avec des injections sous-cutanées de ces trois corps. On en arriva donc à conclure que le coma ne relevait pas uniquement de la toxicité de ces substances, mais que leur présence dans le sang, en diminuant l'alcalinité de ce dernier, provoquait une véritable intoxication acide, d'ailleurs prouvée par l'ammoniurie, et que le coma pourrait bien être mis sur le compte de ce défaut d'alcalinité du sang.

Cette voie ouverte à de nouvelles recherches fut suivie par Marcel Labbé et Violle (1) en 1910 et 1911, qui arrivèrent à reproduire chez le lapin des accidents comateux par l'injection intraveineuse d'acides organiques (α lactique, butyrique, propionique, et β oxybutyrique), alors que les acides minéraux provoquèrent seulement la mort sans coma.

Ils en concluent que la fonction acide n'est pas seule à entrer en jeu dans la toxicité de l'acide et

(1) Marcel Labbé et Violle. — La théorie de l'acidose et le coma diabétique (*Presse médicale*, 8 avril 1911). — Violle. — Recherches expérimentales sur l'acidose. Thèse de Paris, 1910.

qu'il existe une toxicité spécifique de la molécule de chaque acide particulier ; que la fonction alcool semble avoir une action directe sur la fonction acide pour en diminuer la toxicité ; que les acides agissent en déterminant dans l'organisme une spoliation considérable de matières minérales et organiques, mais surtout de matières organiques ; qu'enfin le coma diabétique n'a rien de spécifique « c'est un coma acidosique, et l'acidose, vu l'origine des acides (dénutrition, autophagie, cachexie) et leur formation aux dépens des matières albuminoïdes est un syndrome commun à toutes les maladies cachectisantes, s'accompagnant de forte dénutrition ».

Malgré ces résultats encourageants, la théorie de l'intoxication acide ne semble pas être arrivée à triompher de toutes les résistances. Il est vrai pourtant que l'alcalinité du sang des diabétiques acétonuriques est notablement diminuée (Roques, Devic, Hugounencq, 1892), que le bicarbonate de soude d'après les beaux travaux de Lépine (1) améliore les accidents graves des diabétiques et que la toxicité du sérum d'un diabétique comateux diminue des deux tiers quand on ajoute à ce sérum du bicarbonate de soude ; il est vrai encore que ce sel est capable d'empêcher l'acétonurie chez les animaux soumis à l'inanition hydrocarbonée, et qu'il la supprime lorsque dans les mêmes conditions elle est apparue (Maignon) (2) ; il est vrai encore que l'acide butyrique d'après A. Mayer, Rathery et Schœffer (3) à dose

(1) Lépine. — Le diabète sucré, Paris, 1909.

(2) Maignon. — *Congrès de méd. de Lyon*, octobre 1911.

(3) Mayer, Rathery et Schœffer. — Lésions du foie et du rein à la suite d'injections d'acides butyrique, α oxybutyrique et β oxybutyrique (*Soc. de Biol.*, 25 novembre 1911).

suffisante détermine des lésions rénales de cytolyse protoplasmique du second degré ; que chez le lapin l'acide butyrique détermine des lésions nettes du foie et que les trois acides butyrique et oxybutyrique α et β sont doués d'une fort pouvoir lésionnel ; et cependant, malgré tous ces arguments, malgré les expériences de Marcel Labbé et Violle, certains auteurs semblent encore ne pas admettre la théorie de l'acidose. Telle n'est pas l'opinion du professeur A. Robin. L'intoxication acide, dit-il (1), dépasse la portée toujours incertaine d'une théorie, et elle rentre dans les faits, puisqu'elle est démontrée par la constatation du corps du délit, par la diminution de l'alcalinité du sang pendant que la présence d'une notable quantité d'azote ammoniacal dans les urines confirme les recherches de A. Gautier sur la genèse de l'acide spécial auquel cette intoxication est due.

Au mois d'octobre dernier, au congrès de médecine de Lyon, la question du coma diabétique fut traitée par des maîtres incontestés en cette matière. Le professeur Lépine, Marcel Labbé, Hugounencq et Morel, Blum traitèrent successivement du coma diabétique, de sa pathogénie et de son traitement et discutèrent sur la valeur de l'acidose.

Tous les arguments en faveur des diverses théories présentées, furent scrupuleusement examinés et discutés dans leurs moindres détails par les hommes certainement les plus compétents, et il est facile de se rendre compte que les divergences qui persistent encore portent principalement sur la nature de la substance toxique, cause première de l'état d'acidose.

(1) A. Robin. — Traitement du coma diabétique (*Bull. général de thérapeutique*, 8 janvier 1909).

Hugounencq et Morel discutèrent dans ce congrès les faits qui militent en faveur des théories actuellement admises ; leurs conclusions peuvent se résumer ainsi :

Les corps acétoniques ne sont pas assez toxiques par eux-mêmes pour provoquer le coma ; d'autre part, l'acidose expérimentale n'a jamais pu le reproduire exactement ; c'est donc ailleurs qu'il faut chercher la substance toxique qui sera capable de le provoquer. Or, chez les diabétiques, il y a exagération de la destruction des protéines et l'azoturie est de règle. Il est dès lors possible que des dérivés des matières protéiques persistent chez eux au lieu d'être détruits. Ces fragments de la molécule des albumines sont les « polypeptides » dont le mélange constitue cette fraction importante de l'élimination azotée qu'on désigne sous le nom d'indosé urinaire (1) et qui représente plus de 6 p. 100 de l'azote total à l'état normal.

Or, les peptones sont toxiques. La peptone de White en injection intraveineuse reproduit assez fidèlement le coma chez les animaux ; on a même pu, dans l'intoxication peptonique, voir des troubles respiratoires précéder le coma (Grosjean). Il est donc raisonnable, en face du rapprochement qui s'impose entre les symptômes du coma diabétique et ceux de l'intoxication peptonée, de rattacher ce coma aux

(1) A propos de cette théorie, H. Labbé et Vitry font remarquer que, dans leurs recherches antérieures sur l'augmentation de l'indosé organique urinaire des diabétiques, l'azote en excès qu'ils ont trouvé provenait probablement de ces polypeptides. Par la dyalise continue de l'urine on pourra séparer ces corps azotés surtout au moment du coma, apprécier ainsi leur importance et expérimenter leur toxicité.

troubles du métabolisme des protéiques, territoire mal connu encore, mais où paraît se trouver la solution du problème, d'autant plus vraisemblablement encore que les polypeptides sont des combinaisons d'acides amidés et même pour certaines de véritables acides; ce qui permet à Hugounencq et Morel non seulement de ne pas nier l'acidose, mais encore d'échafauder leur hypothèse sur la valeur indéniable de cette pathogénie.

En définitive, l'histoire de l'acétonurie intimement liée à celle du coma diabétique peut se résumer ainsi :

L'acétonurie découverte vers 1860 fut, peu de temps après, considérée comme la cause primordiale du coma diabétique; mais on ne tarda pas à s'apercevoir que son manque de toxicité lui retirait toute valeur étiologique dans la production du coma, en même temps qu'on décrivait une acétonurie physiologique.

Un peu plus tard on décela à côté de l'acétone l'acide diacétique et l'acide β oxybutyrique qui subirent à peu près le même sort. Ce fut alors qu'on crut trouver la pathogénie du coma dans l'intoxication acide produite par ces corps acétoniques.

Actuellement, avec la théorie d'intoxication par les polypeptides, l'acétonurie et l'acidose par les corps acétoniques seraient mises hors de cause; mais cette dernière conception n'est pas prouvée; ce n'est encore qu'une hypothèse.

II. — ORIGINE DE L'ACÉTONE URINAIRE

Avant d'étudier les réactifs qui devront permettre de déceler l'acétonurie et d'envisager les différentes affections dans lesquelles on la constate le plus souvent, il importe de passer en revue les diverses théories qui ont été proposées pour expliquer sa présence dans les urines. L'acétonurie ayant tout d'abord été rapprochée du diabète et acceptée comme cause du coma, il était tout naturel que les expérimentateurs aient cherché à voir dans le symptôme acétonurie le résultat d'une transformation du sucre, en un mot d'une fermentation. Pendant longtemps en effet, cette théorie, avec des variantes, fut presque unanimement acceptée.

1° **Théories de fermentation**. — Kaulisch en fut un des premiers promoteurs. Pour lui, l'acétone ne peut provenir que du sucre, aussi bien chez les diabétiques que chez les autres malades ; seulement, chez le diabétique, l'acétone se forme en plus grande quantité parce que tous les organes sont saturés de sucre. Et cependant la fermentation du sucre ne donne ordinairement que de l'alcool et de l'acide carbonique. Pourtant dans certains cas, et sous l'action de microbes habitant l'intestin, d'autres produits tels que l'acide lactique et l'acide oxybutyrique peuvent intervenir qui favorisent la transformation en acétone. L'agent transformateur serait d'après lui la « sarcina ventriculi », la « torula cerevisiæ » ou d'autres champignons. Kaulisch malheureusement n'a fait là qu'une simple hypothèse qu'il n'a cherché à contrôler par aucune expérience.

Von Jaksch a combattu la théorie de Kaulisch et a démontré son peu de vraisemblance. Ce ne fut que plus tard qu'il reprit, après les travaux de de Gennes et Talamon, les expériences sur les fermentations. Voici ses conclusions : « La fermentation alcoolique de la glucose par la levure de bière est incapable de produire de l'acétone. La fermentation lactique, provoquée par l'addition à la glucose d'un liquide contenant diverses bactéries de l'intestin, peut produire des quantités assez considérables d'acétone. En résumé : une bactérie spéciale capable de transformer dans l'intestin le sucre en acétone, telle que se la figuraient Kaulisch et Markownikoff n'existe pas ; mais en présence de la flore microbienne intestinale, certaines substances nutritives, et le sucre entre autres, peuvent en se décomposant donner lieu à la formation de petites quantités d'acétone parmi d'autres produits de fermentation (alcool et acide lactique). »

Ces conclusions sont opposées en fait à celles de Penzoldt, qui, en reproduisant les expériences de Von Jaksch, ne put arriver à retrouver l'acétone. Cette théorie de la fermentation du sucre, donnant lieu à la production d'acétone, allait donc être abandonnée, quand elle fut reprise en 1884 par de Gennes dans sa thèse, à propos d'un malade diabétique à qui l'on faisait prendre journellement 4 à 5 grammes de levure de bière et qui mourut au bout de quelques jours au milieu d'accidents comateux avec une acétonurie marquée. Pour de Gennes, le ferment de la levure avait accompli la transformation du sucre en acétone, cause des accidents comateux.

Cette hypothèse de de Gennes ne s'applique cependant pas à tous les cas. C'est ce que démontre Kussmaul, qui soutenant la théorie contraire n'hésite pas à faire absorber à l'un de ses diabétiques des doses assez considérables de levure de bière, et qui va jusqu'à en injecter à un autre patient dans une veine sous-cutanée du bras. Ces deux essais ne furent accompagnés d'aucun accident, mais le sucre diminua notablement dans les urines du second malade.

D'ailleurs, à peu près en même temps, Talamon cherchait à déceler le microbe transformateur de la glucose en acétone. A plusieurs reprises, du bouillon et du jus d'orange stérilisé furent ensemencés avec du sang de diabétique acétonurique sans qu'il fût possible de découvrir aucun microorganisme.

Romme, en 1888, trouve très soutenable l'hypothèse de de Gennes dans le cas où l'acétonurie ne serait pas un fait physiologique. Il admet donc, dans certains cas où l'organisme est affaibli, la présence d'un microorganisme spécial capable de donner lieu à la fermentation nécessaire, et cependant il accepte la théorie de von Jaksch au cas, dit-il, où l'acétonurie physiologique serait démontrée, « car l'esprit comprend mieux l'exagération d'un fait normal qu'une anomalie ». Romme est donc éclectique dans ses conclusions, puisqu'il admet une théorie mixte.

Nous en avons fini avec les théories que nous appellerons « de fermentation », nous arrivons maintenant à la théorie dont von Jaksch fut un des premiers inspirateurs.

2º **Théorie d'oxydation.** — Si l'acétone urinaire ne provient pas de la fermentation du sucre, elle provient alors vraisemblablement de l'oxydation, dans l'intimité des tissus, des substances fondamentales qui entretiennent le fonctionnement de nos cellules. Provient-elle des hydrates de carbone, des albumines ou des graisses ? Nous allons résumer brièvement les hypothèses qui militent en faveur de chacune de ces origines supposées.

Pendant longtemps, on a pensé, à cause de la fréquence de l'acétonurie chez les diabétiques, que l'acétone urinaire pouvait provenir de l'oxydation de la glucose dans le sang. Mais déjà Rosenfeld en 1885, puis peu après Hirschfeld, avaient insisté sur cette constatation que la destruction des hydrates de carbone alimentaires était capable de produire l'acétonurie chez la plupart des diabétiques. Ce fait seul, d'ailleurs corroboré depuis longtemps par de nombreux auteurs (1), et dernièrement encore par Maignon, semble de prime abord absolument opposé à l'hypothèse de la formation de l'acétone aux dépens des hydrates de carbone. Cependant, comme ceux-ci peuvent dans certaines circonstances passer à l'état de graisses et qu'il est admis aujourd'hui que presque tous les corps acétoniques en dérivent, « on voit que l'ingestion d'hydrates de carbone qui, en général, diminue l'acétonurie peut l'aggraver quand la glycolyse est très faible (2) ».

(1) Il suffit de soumettre un sujet sain, homme ou animal, à l'inanition hydrocarbonée pour voir apparaître en abondance dans l'urine l'acétone et ses deux générateurs (Magnus Lévy, Mohr et Bonninger, Fritz, Voit, Satta, Baer, Léo Schwartz). L'apparition des corps acétoniques est la conséquence presque immédiate (deux jours à peine) de la suppression des hydrates de carbone de l'alimentation (HUGOUNENCQ et MOREL, *Congrès de Lyon*, 1911).

(2) LÉPINE, *Congrès de médecine de Lyon*, oct. 1911.

Von Jaksch voyait dans l'oxydation des substances albuminoïdes la cause formatrice de l'acétone. Il semblait le vérifier d'ailleurs en produisant de petites quantités d'acétone par l'oxydation de la caséine en présence du bioxyde de manganèse et de l'acide sulfurique. Puis, ayant constaté dans l'urine la présence simultanée de l'acide acétylacétique et de l'acétone, il l'expliquait en supposant que l'acétone donnait naissance à ce dernier corps en se combinant en présence de l'oxygène avec l'acide formique. Il paraît plus rationnel cependant d'admettre la réaction contraire.

Minkowsky d'ailleurs a fait valoir des arguments en faveur de la théorie d'après laquelle les échelons seraient successivement représentés, d'abord par l'acide β oxybutyrique, qui donnerait naissance ensuite à l'acide diacétique qui, très instable, se dédoublerait au dernier moment en acétone.

Or, Blum devait plus tard démontrer le contraire d'une manière éclatante et le processus fut même jugé reversible. Munzer et Strasser, en 1893, avaient déjà fait remarquer que l'acide β oxybutyrique n'était pas nécessaire pour constituer l'acétone et pouvait manquer dans quelques cas d'acétonurie.

Hirschfeld cependant a fait quelques réserves au sujet de la théorie de von Jaksch. Il ne pense pas, en effet, que l'acétonurie soit proportionnelle à la destruction des albuminoïdes, car chez les sujets soumis au régime carné l'adjonction d'aliments gras n'amène pas de diminution sensible de l'excrétion de l'acétone, alors que l'ingestion de ces aliments odère la destruction des albuminoïdes. Donc il ne pense pas que l'acétone puisse provenir uniquement de la destruction des albumines.

D'après Hugounencq, dans l'acide β oxybutyrique est l'origine de l'acétone, et ce serait une fermentation de la glucose qui produirait l'acide β oxybutyrique ; sa théorie n'est indiscutable qu'en ce qui concerne l'origine même de l'acétone; quant à la fermentation de la glucose comme productrice de l'acide β oxybutyrique elle a été très controversée. Labussière la combat en faisant remarquer que d'abord l'ingestion d'alcool, même à forte dose, n'augmente pas sensiblement la proportion d'acétone, et qu'ensuite il faudrait supposer que l'alcool aurait seulement, au moment précis de sa naissance, la propriété de subir les transformations successives indiquées par Hugounencq.

Enfin, l'hypothèse d'Hugounencq n'explique pas l'augmentation d'excrétion d'ammoniaque constatée dans les urines des diabétiques en même temps que la présence de l'acétone et de l'acide β oxybutyrique.

D'Argenson, dans sa thèse, admet, pour expliquer ce phénomène, que le sang contient à l'état normal une petite quantité d'acide β oxybutyrique, que cet acide fournit par oxydation de l'éther acétylacétique dont la saponification, grâce à l'alcalinité du du sang, donne de l'alcool et de l'acétone. Si la quantité d'acide β oxybutyrique vient à augmenter, il devient possible de mettre en évidence ce corps soit dans le sérum du sang, soit dans les urines dans lesquelles il passe dès qu'il se produit plus rapidement qu'il n'est oxydé. Corrélativement on voit apparaître ou augmenter dans l'urine des produits d'oxydation et de dédoublement successifs, c'est-à-dire l'éther acétylacétique, l'acétone, puis l'alcool.

Reste à savoir d'où vient l'acide β oxybutyrique ?

D'Argenson, se basant sur les expériences de Schutzenberger (rapportées dans le *Cours de chimie biologique* de A. Gautier), conclut que l'origine en est dans un acide amidé à 4 atomes de carbone, qui se forme au cours de la désintégration des matières albuminoïdes. « Nous voyons donc, dit-il, que la formation de l'acétone est le résultat d'un mode particulier d'hydratation des acides amidés qui prennent naissance dans la désintégration des matières protéiques ; que cette hydratation donne de l'ammoniaque et de l'acide β oxybutyrique dont l'oxydation nous conduit à l'éther acétylacétique ; à son tour et en dernier lieu, la saponification de cet éther donne de l'alcool et de l'acétone qui n'ayant plus de fonction acide ne possède qu'une faible toxicité.

« Ce mode de transformation des matières albuminoïdes n'est pas spécial à un état pathologique ; à l'état normal il existe, mais à un très faible degré.

« Ce qui le différencie dans le coma diabétique, c'est d'une part son intensité, d'autre part le fait que l'évolution de l'acide β oxybutyrique et les transformations qui aboutissent à l'acétone sont absolument ou relativement insuffisantes. »

« L'origine des corps acétoniques aux dépens de la molécule albuminoïde est acceptée également par Marcel Labbé. D'après cet auteur, la molécule albuminoïde dans le diabète grave ne pousuivrait pas rigoureusement sa dégradation jusqu'à la production d'urée, et les déchets de ce métabolisme incomplet s'élimineraient sous forme d'ammoniaque, d'acides aminés et de polypeptides, en même temps que se produiraient, issus de la même origine, les corps acétoniques qui retenus dans l'organisme et non brûlés par le foie, prendraient part ainsi à l'intoxication acide (1).

Les corps acétoniques peuvent aussi provenir de la décomposition des graisses et en particulier des acides gras. Hirschfeld, Geelmuyden, Leo Schwartz le pensent ainsi, et leurs expériences instituées en vue de le prouver semblent bien en donner une explication suffisante.

Hugounencq et Morel, au congrès de Lyon, ont résumé ainsi ce que nous savons de la question :

Certaines raisons militent pour attribuer la formation des corps acétoniques à une décomposition incomplète des acides gras. Par exemple, en soumettant un homme ou un animal à l'inanition hydrocarbonée, on voit apparaître dans l'urine l'acétone et ses deux générateurs (Magnus Lévy, Mohr et Bonninger) ; par exemple encore, l'oxydation expérimentale des acides gras fournit des corps acétoniques. Ceci a été vérifié par Dakin. Enfin Embden, en faisant passer par circulation artificielle dans le foie d'un chien des graisses et des acides gras, a pu démontrer la formation d'acide diacétique.

De ces faits et d'autres encore on peut conclure que les corps acétoniques sont des produits physiologiques transitoires, voués à une destruction complète à l'état normal, et provenant des graisses et peut-être des albuminoïdes.

Chez l'individu sain, ces corps sont destinés à une combustion complète avec formation secondaire d'acide carbonique et d'eau. Chez le diabétique et le sujet privé d'hydrates de carbone, ils échappent

(1) MARCEL LABBÉ. — Les grands troubles de la nutrition (*Presse médicale*, 24 février 1912, p. 163).

à la destruction et apparaissent dans l'urine. Pourquoi ? Embden et Michaud, après avoir demontré que le chien dépancréaté détruit l'acide acétylacétique aussi bien que le chien normal, répondent que l'acétonémie et l'acétonurie résultent d'une surproduction non compensée par une régression correspondante (1).

Enfin, pour A. Leclercq (2), les corps acétoniques sont fournis par le foie glycogénique et, grâce à leur radical carbone, sont appelés à neutraliser les molécules azotées provenant des déchets albuminoïdes (polypeptides). Ceci explique le bon effet des hydrates de carbone dans le régime alimentaire du coma diabétique.

En résumé, deux grandes causes peuvent être retenues qui favorisent la formation des corps acétoniques dans l'intimité des tissus : l'oxydation insuffisante ou le métabolisme incomplet des albumines d'une part ; des graisses ou des acides gras d'autre part. Quant à l'oxydation et à la transformation des hydrates de carbone, bien que certains auteurs pensent encore pouvoir attribuer un rôle à la fermentation de la glycose comme productrice des corps acétoniques, elle semble n'être plus admise entièrement aujourd'hui, ainsi que tendraient à le prouver et les expériences de Maignon sur la productrice d'acétone urinaire par l'inânition hydrocarbonée, et les faits rapportés par Marcel Labbé et Violle sur la valeur acétonigène des aliments.

(1) Comptes rendus du XIIe congrès de médecine, *Presse Médicale*, 1911).

(2) *Soc. de méd. de Paris*, 10 novembre 1911.

III. — RECHERCHE DE L'ACÉTONURIE

Comme nous le disions au début de ce travail, et contrairement à ce que nous pensions en 1905, la recherche de l'acétonurie ne doit pas se borner à décéler l'acétone seule dans l'urine. En agissant ainsi on négligerait ce qui, au point de vue clinique, a l'importance la plus grande, la valeur pronostique la plus sérieuse. La recherche de l'acétonurie doit comprendre : les réactions de l'acétone, celles de l'acide diacétique et β oxybutyrique et parallèlement aussi on doit s'enquérir de l'acidité urinaire et de l'ammoniurie.

RÉACTIFS DE L'ACÉTONE URINAIRE

La volatilité assez considérable de l'acétone permet souvent de décéler sa présence dans les urines par son odeur bien spéciale, qui frappe l'odorat sans qu'il soit même utile d'employer aucun réactif.

Dans la plupart des cas avérés d'acétonémie, l'acétone se volatilise au niveau des poumons, et s'élimine par la respiration, de sorte que l'odeur de l'haleine du malade, souvent même l'odeur de la chambre où le malade a respiré, permet de poser un diagnostic précis qui sera confirmé quelques instants après par la réaction de l'acétone dans l'urine.

L'odeur de l'haleine nous a toujours paru beaucoup plus caractéristique que celle des urines ; il faut d'ailleurs que celles-ci soient très chargées en acétone ou en acide diacétique pour que l'odorat puisse y déceler la présence des substances acétoniques. L'odeur est agréable, fraîche, un peu aigrelette; elle est intermédiaire entre celle de l'éther et celle du chloroforme. Quant à l'odeur de pomme de reinette, qu'on cite souvent, elle se rapporte bien plus à l'acide diacétique qu'à l'acétone.

Lorsque le diagnostic peut être ainsi posé par l'odorat, l'acétonurie est presque certaine (1), mais il reste à le compléter qualitativement pour connaître si l'on a affaire à de l'acétone seule ou à de l'acétone et à de l'acide diacétique associés ; cela est indispensable, comme nous le verrons un peu plus loin, si l'on veut déduire des réactions de l'urine une valeur pronostique tant soit peu utile.

Réaction de Gerhardt. — C'est la plus ancienne en date. Vers 1860, Gerhardt a proposé l'emploi de quelques gouttes d'acide sulfurique donnant une réaction rose clair avec l'urine renfermant de l'acétone. Suivant le même auteur, quelques gouttes de perchlorure de fer donneraient avec la même urine une coloration rouge brun.

D'après Chautard (2), ces deux réactifs doivent être absolument abandonnés, car le perchlorure de fer ne donne aucune coloration avec l'acétone et, d'autre part, l'acide sulfurique ne la colore pas en rose

(1) Marcel Labbé (*Congrès de Lyon*, oct. 1911) croit qu'on a trop exagéré la valeur de ce symptôme. Certains comateux diabétiques seraient morts sans avoir eu aucune odeur de l'haleine, tandis que quelques malades qui présentent ce symptôme, n'ont pas trace d'acidose ou d'acétonurie. Cette odeur aromatique s'observerait chez des malades dont la bouche est sèche. elle tient peut-être à des fermentations spéciales qui se développeraient sur la muqueuse.

(2) CHAUTARD. — *Bull. de la Soc. chimique et Arch. de pharmacie*, mai 1886.

clair ; il la brunit. D'après G. Mercier (1), le perchlorure de fer est sans action sur l'acétone ; il colore seulement des produits qui accompagnent souvent, mais non toujours, ce corps dans l'urine, comme par exemple : l'acide éthyldiacétique.

D'après Vieillard (2), le perchlorure de fer doit être abandonné pour déceler l'acétone dans l'urine, parce que, s'il colore l'urine acétonurique, il donne la même réaction avec le sulfocyanure de potassium, l'antipyrine et l'acide salicylique et ses composés (salol, bétol).

C'est à Cornillonet Mallat (3) qu'il appartient d'avoir démontré que le perchlorure ne fer ne donnait aucune coloration rouge avec les urines acétonuriques et que la réaction de Gerhardt n'était pas caractéristique de la présence de l'acétone dans l'urine.

Il est facile, en effet, de se rendre compte de la chose et d'expliquer l'erreur de Gerhardt. L'acétone ordinaire et même celle qu'on vend quelquefois comme acétone pure, contient non seulement des aldéhydes, mais encore de l'acide diacétique. Si l'on se sert de cette acétone pour essayer la réaction de Gerhardt, on obtient une superbe coloration rouge vin de Porto ; mais si l'on prend soin d'employer l'acétone rectifiée par le bisulfite on n'obtient aucune coloration, quelle que soit la quantité d'acétone qu'on mélange à l'urine.

La réaction de Gerhardt n'a donc aucune valeur pour déceler l'acétonurie vraie, l'acétonurie pure, car ce n'est pas un réactif de l'acétone, mais un

(1) G. Mercier. — Guide pratique pour l'analyse des urines.

(2) Vieillard. — L'urine humaine, 1897.

(3) Cornillon et Mallat. — *Progrès médical* et *Journ. de pharmacie et chimie*, 1883.

réactif de l'acide diacétique ; nous la retrouverons quelques pages plus loin pour la discuter et la réhabiliter.

Réaction de Legal. — Le second réactif en date après le précédent est le réactif de Legal. « Une solution fraîche de nitro-prussiate de soude donnerait avec l'urine acétonurique une réaction rouge pourpre. »

Ce procédé est cité par Richardière dans le Traité de médecine de Brouardel, Gilbert et Girode, mais il ne donne que de médiocres résultats. D'autres techniques ont été proposées.

Voici celle indiquée par Liotard (1) :

Ajouter à l'urine quelques gouttes d'une solution fraîche de nitro-prussiate de soude et quelques gouttes de lessive de potasse à 1/10 ; il se produit une coloration rouge qui pâlit quand il y a de l'acétone.

Voici encore un troisième procédé préconisé par Romme dans sa thèse sur l'acétonurie (Paris, 1888), puis par Ferdinand Jean, et Mercier (Paris, 1896), cité également par Lop (2). Si à une solution d'acétone on ajoute quelques gouttes d'une solution de nitro-prussiate de soude, puis une lessive de soude ou de potasse concentrée, il se produit une coloration rouge carmin, qui au bout de quelque temps passe au jaune vert.

Une trace d'acide acétique fait réapparaître la teinte pourpre en présence de l'acétone. Telle est la réaction caractéristique pour Jean, Mercier et Lop, tandis que pour Romme la réaction continue : « Le rouge carmin disparaît à son tour sous l'influence d'un excès d'acide, mais si après cela on chauffe

(1) LIOTARD. — Manuel pratique de l'analyse des urines, Paris, 1897.

(2) *Gazette des Hôpitaux*, 18 mai 1899.

le liquide, il se forme un précipité de bleu de Berlin. »

En résumé, pour certains auteurs, la coloration rouge est caractéristique, mais comme elle ne se produit jamais sans un excès de potasse ou de soude on ne trouverait jamais d'acétone.

Pour Liotard, c'est le pâlissement ou la décoloration; or ce fait est invariable avec ou sans acétone.

Pour Ferdinand Jean, Mercier et Lop c'est la réapparition du pourpre par addition d'acide acétique.

Pour Romme, c'est le précipité de bleu de Berlin après action de la chaleur : or l'un et l'autre de ces phénomènes sont inconstants quand on opère sur une solution d'acétone un peu étendue. (D'après d'Argenson, en effet, la réaction ne donne plus rien quand l'urine renferme moins de 0,50 d'acétone par litre). On voit donc quel crédit on peut accorder à un réactif qui, suivant les cas, donne des résultats ou négatifs ou positifs ou incertains.

Enfin, comme cette réaction inventée par Weil pour déceler la créatinine, n'a été appliquée à l'acétone par Legal, qu'à la condition expresse de n'opérer que sur le distillat de l'urine pour écarter la créatinine, on peut lui faire l'objection qu'elle fausse une partie des résultats à cause de la distillation qui peut, comme nous le verrons un peu plus loin, transformer en acétone l'acide diacétique que peut contenir l'urine.

Il existe une variante de la réaction de Legal : c'est la réaction de Shider que nous trouvons détaillée dans le mémoire de MM. Audibert et Barraja (*Acétonurie et grossesse*), mémoire présenté au comité médical des Bouches-du-Rhône le 31 décembre 1902 : « On introduit dans un ballon dont le col est muni d'un tube abducteur coudé et effilé plongeant dans un tube à essai qui contient un peu d'eau distillée, 50 centimètres cubes d'urine environ, puis 5 centimètres cubes d'acide sulfurique dilué. On chauffe doucement et on recueille les 3 premiers centimètres cubes qui passent à la distillation ; on leur ajoute VI gouttes d'une solution récente de nitroprussiate de soude à 10 p. 100 et II gouttes de lessive de soude jusqu'à réaction alcaline. S'il existe de l'acétone dans l'urine examinée, on obtient une coloration rouge rubis; avec des traces seulement, une coloration jaune orange ; cette teinte se fonce par addition de VI à VIII gouttes d'acide acétique. S'il n'y a pas d'acétone, il se produit une décoloration.»

Les mêmes reproches qu'on fait au procédé de Legal peuvent être faits au réactif de Shider : il a de plus l'inconvénient d'être plus compliqué et d'exiger une distillation en milieu acide.

La meilleure technique pour la recherche de l'acétone par le réactif de Legal est indiquée par Imbert et Bonnamour (1). On filtre 10 centimètres cubes d'urine à examiner et on les mélange dans un tube à essai avec un centimètre cube du réactif d'Imbert dont voici la formule :

Acide acétique glacial	10 centimètres cubes.
Solution de nitro-prussiate de soude au 10e	10 —

Conserver dans un flacon en verre jaune.

puis on verse à la surface de l'urine ainsi additionnée de réactif une vingtaine de gouttes d'ammoniaque, en ayant soin d'éviter le mélange. S'il y a de l'acétone dans l'urine, on voit apparaître à la surface de séparation des deux liquides un anneau coloré en rose.

(1) IMBERT et BONNAMOUR. — *Soc. de Biol.*, 30 juillet 1909.

Malheureusement cette réaction n'est pas caractéristique de l'acétone, elle est incontestablement plus intense et plus belle avec l'acide diacétique, c'est donc bien plus un procédé à appliquer à la recherche de ce dernier corps.

Réaction de Penzoldt.— Cette réaction, plus connue d'autre part comme synthèse de l'indigotine, a été proposée par cet auteur pour la recherche de l'acétone. Lorsqu'on fait agir l'ortho-nitrobenzaldéhyde sur de l'acétone, il se produit de l'indigo.

Cette réaction, excellente en principe parce qu'elle est caractéristique de l'acétone et qu'elle se comporte différemment avec les aldéhydes, a cependant, d'après d'Argenson, le gros défaut d'être peu sensible et d'exiger une teneur d'au moins 1/1000 d'acétone.

Réaction de Reynold. — Le réactif de Reynold, un peu compliqué, est le suivant :

Si à une solution d'acétone on ajoute quelques gouttes de chlorure de mercure et un excès de lessive de soude, il se forme un précipité d'oxyde de mercure. On filtre avec précaution pour avoir un liquide absolument clair et l'on verse le liquide filtré dans un verre, puis l'on ajoute du sulfure d'ammonium. On laisse reposer, et au contact de deux liquides on constate un anneau noir de sulfure de mercure. Cette réaction apparaît encore quand la solution est à 5/1000 (thèse de Romme). Elle n'est donc pas d'une bien grande sensibilité.

Réaction de Vitali. — Réactifs : solution de soude ou de potasse caustique et sulfure de carbone. En traitant l'urine par ces deux réactifs, il se produit un précipité jaune. Si l'urine contient de l'acétone, ce précipité devient rouge violet par l'addition d'une goutte de molybdate d'ammoniaque à 1 p. 100 et d'un peu d'acide sulfurique dilué.

Réaction de Malherba. — Pour le réactif de Malherba, on se sert d'une solution à 5 p. 100 de chlorhydrate de diméthylparaphénylènediamine qui a une coloration violet pâle.

En présence de l'acétone, ce liquide prend d'abord une teinte rose, puis dix-huit à vingt-quatre heures après une teinte rouge assez accentuée. De plus, cette solution, en présence de l'acétone, donnerait au spectroscope deux bandes d'absorption de même réfrangibilité que celles de l'hémoglobine.

D'Argenson qui l'a employée trouve cette réaction infidèle, car elle se reproduit avec les aldéhydes et l'acide acétique ou ses dérivés. Malherba lui-même la reconnaît peu sensible, « enfin le réactif est très rapidement altérable, quelques précautions qu'on prenne pour le conserver » (d'Argenson).

Réaction de Denigès. — D'après Beauvy (1), voici comment il faut opérer :

L'urine doit être préalablement déféquée par quelques gouttes du réactif suivant :

Eau	100 grammes.
Acide sulfurique	20 centimètres cubes.
Oxyde jaune de mercure	5 grammes.

On ajoute au filtrat parties égales d'acide sulfurique et de réactif et on chauffe. Un précipité se forme quand la liqueur renferme 1 p. 300 000 d'acétone ; on peut le dissoudre par addition d'acide chlorhydrique.

Cette réaction est caractéristique de l'acétone à

(1) Beauvy. — L'acétonurie en dehors du diabète et de la puerpéralité, Thèse de Paris, 1904.

l'exclusion de l'acide diacétique et des aldéhydes, ce qui est un avantage appréciable, de plus sa sensibilité, un peu moins grande, il est vrai, que celle du réactif de Lieben, est cependant infiniment plus considérable que celle de tous les autres réactifs de l'acétone, de sorte qu'elle ne rend pas nécessaire la distillation et qu'elle peut être appliquée directement à l'urine.

Voici d'ailleurs le procédé qu'indique Denigès pour opérer sans distillation.

On met dans un tube 5 centimètres cubes d'urine et 10 centimètres cubes de réactif au sulfate mercurique dont voici la formule :

Oxyde rouge de mercure	50 grammes.
Acide sulfurique pur	300 centimètres cubes.
Eau distillée..........................	1 000 centimètres cubes.

On agite et on filtre après cinq minutes de contact. On mesure alors 3 centimètres cubes du liquide filtré, on y ajoute 1 centimètre cube d'eau distillée et on porte au bain-marie bouillant pendant un temps qui doit atteindre au moins une minute et ne pas dépasser quatre minutes. On obtient un trouble ou un précipité blanc s'il y a de l'acétone.

Réaction de Gunning. — Cette réaction est une modification de la réaction de Lieben dans laquelle la lessive de soude est remplacée par de l'ammoniaque et une solution concentrée d'hypochlorite de soude (eau de javelle) ; en voici la technique :

On ajoute à 5 centimètres cubes du liquide à analyser 1 centimètre cube de solution d'iodure de potassium à 10 p. 100, plus X gouttes d'ammoniaque, puis goutte à goutte une solution d'hypochlorite de soude.

S'il y a de l'acétone, chaque goutte d'hypochlorite

donne d'abord en tombant, un précipité noir d'iodure d'azote, lequel se transforme aussitôt en iodoforme par agitation. Pour une quantité d'acétone égale ou inférieure à 1 p. 1 000, il y a avantage à chauffer légèrement le tube au bain-marie après l'addition de l'hypochlorite (1).

Cette modification du réactif de Lieben aurait l'avantage de ne pas donner de précipité en présence de l'alcool urinaire ; mais, comme nous le montrerons un peu plus loin, le réactif de Lieben est préférable et ne peut d'ailleurs pas prêter à confusion.

Réaction de l'acide diazobenzolsulfurique. — Cette réaction se fait en ajoutant au liquide à analyser un peu d'une solution aqueuse fraîche de cet acide alcalinisé avec de la soude, puis chauffé légèrement. L'acétone détermine une coloration rouge, tandis que les aldéhydes donnent une teinte violette. Cette réaction est sensible, mais n'est pas caractéristique de l'acétone. Elle se produit avec l'éther acétique, les phénols, la résorcine.

Réaction de l'hydrazone. — Pour préparer le réactif, on précipite par l'acide chlorhydrique concentré une solution de phénylhydrazine dans 10 parties d'alcool, on lave à l'alcool et à l'éther et on dissout le précipité, au moment de s'en servir, dans une solution contenant, pour 1 partie de chlorhydrate de phénylhydrazine, 1 partie et demie d'acétate de soude cristallisé dans 10 parties d'eau.

« Si l'on ajoute quelques gouttes de ce réactif à une solution d'acétone, on voit apparaître un précipité d'un blanc légèrement jaunâtre constitué par de fines

(1) GUIART et GRIMBERT. — Précis de diagnostic chimique, Paris, 1908.

gouttelettes d'hydrazone qui au bout de quelque temps se réunissent et forment une mince couche huileuse à la surface du liquide.

Cette réaction est peu sensible ; sa limite de sensibilité serait de 1 p. 1 000 seulement. En outre, avec le sucre et les aldéhydes se forment d'autres précipités qui fausseraient les résultats ; la distillation est donc nécessaire. Porcher et Hervieux (1) recommandent l'emploi de la paranitrophénylhydrazine qui donne avec l'acétone une hydrazone bien caractéristique et de l'orthonitrobenzaldéhyde en milieu alcalin, qui aboutit à la formation d'indigo bleu.

Réaction de Chautard. — Le réactif de Chautard fut proposé par son auteur en 1886 pour déceler l'acétone dans l'urine (2). Avant lui, Lauth et Schmidt avaient déjà indiqué le procédé, mais pour la recherche des aldéhydes.

Il s'agit, en principe, de recolorer en présence de l'acétone une solution de fuchsine préalablement décolorée par l'acide sulfureux.

Pour rechercher l'acétone dans l'urine, Chautard indique la technique suivante : mettre dans un tube à essai 15 à 20 centimètres cubes d'urine et quelques gouttes d'une solution de fuchsine ainsi décolorée : dissoudre dans 1 litre d'eau 0gr,50 de fuchsine neutre et faire passer dans la solution un courant d'acide sulfureux. Bientôt le liquide pâlit et la teinte rubis devient une teinte jaune sale qui ne se modifie plus, bien que le dégagement d'acide sulfureux continue (cette solution ainsi préparée se conserverait indéfiniment). Si l'urine contient de l'acétone, la fuchsine

(1) Porcher et Hervieux. — *Soc. de biol.*, 18 décembre 1909.

(2) Chautard. — *Arch. de pharmacie*, mai 1886.

reprend une partie de sa couleur en virant au violet. Chautard recommande, dans le cas où le liquide à examiner est pauvre en acétone, d'opérer sur le distillat de 200 centimètres cubes et de recueillir les 15 premiers centimètres cubes.

Ce procédé est peu sensible; de plus il est inapplicable sans la distillation chez les diabétiques, car la glucose recolore la fuchsine décolorée.

Bruhat (1) propose de modifier la technique en faisant intervenir au préalable une défécation par le sous-acétate de plomb, qui rendrait la réaction plus maniable et plus sensible.

Malgré tout, une grave objection peut être faite au réactif de Chautard qui lui enlève toute valeur ; c'est qu'il ne décèle pas l'acétone, mais certaines aldéhydes qui accompagnent l'acétone vendue comme pure dans le commerce. La réaction est, en effet, négative avec l'acétone pure du bisulfite

Réaction de Lieben. — Le réactif de Lieben est, après celui de Gerhardt, un des plus anciens pour la recherche de l'acétone dans l'urine. Malheureusement il fut abandonné pendant longtemps sous prétexte qu'il n'était pas exclusivement caractéristique de l'acétone. Lieben ne citait-il pas lui-même, en détaillant la technique de la réaction, une liste de dix-neuf corps qui, de même que l'acétone, donnaient un précipité avec son réactif . Ce n'est que depuis quelques années qu'on s'est aperçu que ces critiques n'étaient pas absolument fondées et que de nombreux auteurs l'ont repris avec des variantes comme réaction de choix.

(1) De BACKER et BRUHAT. — L'acétonurie physiologique et pathologique, Paris. 1900.

Voici, en quelques mots, le principe de la réaction de Lieben : si, dans un liquide contenant de l'acétone, on ajoute quelques gouttes d'une solution iodo-iodurée et un excès de soude, il se forme un précipité blanc jaunâtre d'iodoforme qu'on peut caractériser par sa couleur jaune, par son odeur, enfin par la forme de ses cristaux vus au microscope.

Pour rendre la constatation encore plus facile, on peut reprendre l'iodoforme par l'éther qui le dissout, puis laisser l'éther s'évaporer lentement dans une capsule; on obtient ainsi des cristaux d'iodoforme plus volumineux.

Nous avons déjà vu que la principale objection qu'on fait à la réaction de Lieben est de n'être pas caractéristique de l'acétone. Quels sont donc les corps qui, en présence de la lessive de soude et d'une solution iodo-iodurée, donnent un précipité d'iodoforme. Nous ne citerons que ceux que l'on peut occasionnellement rencontrer dans l'urine, et parmi eux : l'alcool, l'acide lactique, l'acide acétylacétique et l'acide β oxybutyrique. Or, comme nous l'avons montré dans notre travail de 1905 (1), ces objections ne sont pas fondées pourvu qu'on faisse subir à la réaction de Lieben une légère modification. Voici celle que nous proposions :

Il faut, tout d'abord, agir directement sur l'urine pour éviter la distillation, car celle-ci peut transformer en acétone de l'acide diacétique ou d'autres corps acétoniques présents dans l'urine.

D'ailleurs, l'extrême sensibilité de la réaction rend le plus souvent la distillation inutile.

(1) Mauban. — L'acétonurie au point de vue clinique. Thèse de Paris, 1905.

L'urine sera seulement filtrée et, si besoin est, décolorée par une défécation au sous-acétate de plomb, ou tout simplement par du noir animal.

On mélangera dans un tube à essai 10 centimètres cubes de cette urine à 4 ou 5 centimètres cubes de lessive de soude, puis, après avoir attendu que le léger précipité gazeux qui se forme presque toujours se soit dissipé en gagnant la partie supérieure du mélange, on ajoutera lentement X à XII gouttes de la solution iodo-iodurée de Gram, en assurant son mélange avec le contenu du tube à essai sur une hauteur d'un centimètre environ.

Si l'urine contient une trace d'acétone, on observera à la surface de séparation des deux liquides un précipité blanc jaunâtre d'iodoforme.

Dans notre travail de 1905, nous nous sommes étendu longuement sur les considérations qui nous ont fait adopter le réactif de Lieben comme réactif de choix dans la recherche de l'acétone, nous allons les résumer brièvement.

Le réactif de Lieben, en effet, est le plus simple à appliquer. Un tube à essai, un filtre en papier, un peu de lessive de soude et quelques gouttes de solution iodo-iodurée de Gram, voilà tout ce qu'il faut pour la mettre en œuvre ; le moindre laboratoire pourra les fournir immédiatement. La lessive de soude dite des savonniers est d'un usage plus courant que la lessive de potasse ; quant à la solution iodo-iodurée que nous préconisons, c'est celle dont on use en bactériologie pour le Gram ; sa formule :

Iode métallique	1 gramme.
Iodure de potassium	2 —
Eau distillée	200 centimètres cubes.

lui donne une densité beaucoup plus faible que celle du mélange urine et lessive de soude ; elle restera donc à la partie supérieure du tube dans lequel on fera l'essai et donnera un précipité en disque très facile à observer.

En employant par contre la solution iodo-iodurée indiquée par Lieben dont voici la formule :

Iode métallique	25gr,40.
Iodure de potassium	30gr,50.
Eau distillée	100 centimètres cubes.

on se sert d'un liquide très dense, plus dense même que le mélange d'urine et de lessive de soude. Chaque goutte de solution iodo-iodurée versée gagne immédiatement le fond du tube à essai en se mélangeant à l'ensemble des liquides à examiner, de sorte qu'au lieu d'un précipité bien localisé, et d'autant plus net qu'il est plus réduit, on n'obtient qu'un louche généralisé à tout le liquide, ce qui oblige à recourir à un tube témoin pour comparer.

On pourrait objecter cependant que l'apparence bien nette du précipité importe peu, car l'iodoforme, s'il s'en produit, est facile à déceler par son odeur pénétrante. C'est là une erreur qu'il faut combattre, car entre deux réactions faites comme nous l'indiquons, et dont l'une contient de l'iodoforme précipité par de l'acétone, et l'autre de l'iode non transformé provenant de la solution iodo-iodurée, il est extrêmement difficile de faire à l'odorat une distinction précise. On devra donc se baser uniquement sur l'apparition du précipité, dans lequel le microscope pourra au besoin révéler les cristaux caractéristiques de l'iodoforme.

D'après certains auteurs, la hauteur du précipité

ainsi obtenu mesurée en millimètres peut être une indication utile pour faire un dosage approximatif de l'acétone ; cela n'est pas tout à fait exact, car il est bien évident que le précipité sera d'autant plus haut que le mélange de la solution de Gram avec l'urine alcalinisée par la soude aura été fait plus largement ; mais, par contre, il ne faut pas négliger d'observer la rapidité avec laquelle le précipité se forme, car, d'après nos expériences, un précipité immédiat correspondrait à un taux égal ou supérieur à 16 milligrammes d'acétone au litre ; un précipité qui n'apparaîtrait qu'après quatre à cinq minutes équivaudrait à un taux d'acétonurie dix fois moindre, et celui qui se montrerait après dix minutes, ou bien serait négligeable ou bien encore pourrait être dû soit à de l'alcool, soit à d'autres corps acétoniques différents de l'acétone.

Le réactif de Lieben doit encore être préféré aux autres réactifs de l'acétone parce qu'il est incontestablement le plus sensible. En solution aqueuse, l'acétone est facilement décelée à la dose de 1/10.000000 ; dans l'urine et sans distillation préalable sa sensibilité est encore de 1/500.000, ce qui est supérieur à la sensibilité du réactif de Denigès qui ne dépasse pas, d'après Beauvy, 1/300.000.

Il est aussi d'une grande sécurité, car, en suivant la technique que nous indiquons plus haut, il est impossible de confondre la réaction due à l'acétone avec celle que pourrait donner l'alcool, l'acide lactique, l'acide diacétique et l'acide β oxybutyrique. Et pourtant, la chimie démontre qu'il est possible d'obtenir avec ces corps, tout comme avec l'acétone, un précipité caractéristique d'iodoforme par la réaction de Lieben, ce qui semble donner raison à tous ceux qui, au nom de la chimie, ont voulu lui retirer toute valeur. Il n'en est pas moins vrai, cependant, que la confusion n'est pas possible, car la réaction avec l'acétone est presque immédiate, même avec des doses infinitésimales (0,016 p. 1 000), alors qu'elle exige pour se manifester un temps bien plus considérable avec les autres corps et surtout une solution infiniment plus concentrée. Par exemple, avec l'alcool, quel que soit le titre de la solution, le précipité immédiat est impossible, et il faut au moins 5 grammes d'alcool au litre pour obtenir un précipité au bout de 10 minutes (1) ; avec l'acide lactique, il faut au moins un gramme au litre pour obtenir le précipité en sept ou huit minutes; avec l'acide diacétique, le précipité immédiat est impossible, le délai minimum étant au moins de trente secondes ; enfin, avec l'acide β oxybutyrique, la sensibilité s'arrête à 0gr,40 par litre. Il n'y a donc aucune raison valable d'écarter le réactif de Lieben ; c'est le plus simple, le plus sensible, et un des plus sûrs.

Il a aussi un autre avantage : c'est qu'à cause de son extraordinaire sensibilité il permet d'éviter la distillation préalable de l'urine soit pour déceler, soit pour doser l'acétone. La distillation à 100° a, en effet, l'inconvénient de transformer en acétone certains corps acétoniques, comme par exemple l'acide diacétique. Or, nous verrons un peu plus loin que la

(1) Pour faire l'essai, il faut avoir soin de n'user que d'alcool éthylique pur, car en utilisant l'alcool dénaturé on obtiendrait un précipité rapide (l'alcool étant dénaturé par addition de diverses substances, parmi lesquelles figure une assez notable quantité d'acétone).

valeur clinique d'une acétonurie est totalement différente suivant qu'elle se révèle par l'acétone seule ou par l'acide diacétique. Il est par conséquent nécessaire d'user d'une technique qui puisse permettre de différencier facilement l'une ou l'autre ; la distillation à 100° est donc un procédé de recherches défectueux; aussi doit-on préférer aux autres ceux des réactifs de l'acétone, comme le réactif de Denigès, le réactif d'Imbert, le réactif de Lieben, qui par leur grande sensibilité permettent d'opérer directement sur l'urine.

RECHERCHE DE L'ACIDE DIACÉTIQUE

Le réactif le plus simple et le plus employé de l'acide diacétique est le réactif de Gerhardt.

Nous avons vu précédemment qu'il avait été à l'origine proposé pour déceler l'acétone, mais qu'il n'a comme révélateur de ce corps absolument aucune valeur, car la réaction est négative avec de l'acétone pure, elle n'est positive qu'avec une acétone impure contenant de l'acide diacétique.

Rappelons-en brièvement la technique : lorsque, dans un tube contenant de l'urine, on ajoute quelques gouttes de perchlorure de fer, on voit se produire, s'il y a de l'acide diacétique, une coloration rouge Porto.

Autant la réaction de Gerhardt est de nulle valeur lorsqu'il s'agit de rechercher l'acétone seule, autant elle est utile et précieuse, lorsque dans un but de diagnostic on veut se rendre compte rapidement d'une diacéturie possible, car on peut toujours se procurer le perchlorure de fer nécessaire pour la mettre en œuvre.

Malheureusement elle n'est pas absolument caractéristique de l'acide diacétique, car elle donne encore avec les produits salicylés et avec l'antipyrine. Il faut donc pour qu'elle soit significative que le malade n'ait absorbé ni les unes, ni les autres de ces substances qui, passant dans l'urine, pourraient prêter à confusion.

Il existe cependant un moyen d'éviter l'erreur. Comme l'acide diacétique est très volatil, il suffit de faire bouillir l'urine pendant cinq minutes pour l'en priver complètement. Si donc la réaction de Gerhardt n'est positive qu'avant l'ébullition, la présence d'acide diacétique est certaine; si au contraire, la réaction est positive avant comme après l'ébullition, c'est qu'elle est due à un produit salicylé ou à de l'antipyrine.

Constater dans une urine la présence de l'acide diacétique est d'une valeur pronostique considérable ; mais il est encore plus intéressant d'en connaître la teneur approximative.

La réaction de Gerhardt, qui, malgré son peu de sensibilité, permet d'apprécier très nettement la diacéturie, peut indiquer aussi s'il s'agit d'une diacéturie plus ou moins considérable ; elle peut jusqu'à un certain point servir à un dosage quantitatif. Voici la technique indiquée dans ce but par Hart (1) :

Dans deux tubes à essai de mêmes dimensions, on met d'une part 10 centimètres cubes d'une solution diacétique dont voici la formule :

Éther acétique		1 centimètre cube.
Alcool		25 —
Eau distillée	Q. S. pour	1 litre.

(1) STUART HART. — The acidosis index : a clinical measure of the degree of acidosis (*Arch. of int. med.*, 15 mars 1911).

et d'autre part, 10 centimètres cubes de l'urine à examiner.

Dans chaque tube on verse et on mélange intimement un centimètre cube d'une solution de perchlorure de fer, préparée avec 100 grammes de perchlorure de fer dissous dans 100 centimètres cubes d'eau distillée, puis on laisse refroidir deux minutes et l'on compare les deux tubes en examinant leur teinte par transparence sur fond blanc.

Si le tube étalon est plus pâle que le tube contenant l'urine, on ajoute à ce dernier suffisamment d'eau pour égaliser autant que possible les deux teintes, et on note en centimètres cubes la quantité d'eau employée.

On obtient ainsi l'indice d'acidose par litre conformément au tableau suivant :

Volume de la dilution d'urine.	Indice d'acidose par litre.
10 centimètres cubes	1
15 —	1gr,5
20 —	2
50 —	5
100 —	10

L'indice d'acidose total est obtenu en multipliant l'indice d'acidose par litre, par la quantité des urines émises en vingt-quatre heures. D'après Gouget (1), cette technique donne des résultats très suffisamment exacts, elle est à recommander pour suivre en clinique les fluctuations journalières de l'acidose.

Le réactif de Legal, que nous avons déjà décrit aux réactifs de l'acétone, est bien plus le réactif de l'acide diacétique pour lequel sa sensibilité est d'ailleurs

(1) GOUGET. — L'acidose et son évaluation clinique (*Presse médicale*, 17 juin 1911).

beaucoup plus considérable (il décèle facilement 1 centigramme d'acide diacétique par litre), mais, comme il réagit aussi à l'acétone, il est utile, lorsque la diacéturie est abondante, de le contrôler au moyen d'un autre réactif de l'acétone comme le réactif de Lieben ou celui de Denigès par exemple, pour être en droit d'affirmer ou l'acétonurie ou la diacéturie. Il va sans dire que pour plus de précision il est nécessaire d'observer la technique d'Imbert et Bonnamour que nous avons indiquée au chapitre précédent.

RECHERCHE DE L'ACIDE β OXYBUTYRIQUE

La recherche de l'acétonurie ne doit pas se borner à révéler la présence seule de l'acétone et de l'acide diacétique, il est nécessaire de pousser plus loin et de rechercher aussi l'acide β oxybutyrique, l'acidité des urines et l'ammoniurie.

Mais autant les procédés mis en œuvre pour déceler les deux premiers corps sont, comme nous venons de le montrer, simples et faciles à appliquer, tout au moins dans la recherche qualitative, autant les techniques à employer pour caractériser et doser les autres substances sont délicates et compliquées.

L'acétone et l'acide diacétique peuvent être révélés par des procédés cliniques, l'acide β oxybutyrique exige pour sa recherche l'aide d'un laboratoire. Sa recherche est bien plus l'œuvre du chimiste que du médecin ; nous ne nous étendrons donc que très peu sur les procédés nécessaires à le révéler.

Voici ceux qu'indiquent Castaigne et Rathery (1) :

1° **Procédé simplifié**. — Ce procédé ne peut

(1) Castaigne et Rathery. — Le diabète, la goutte, l'obésité. Paris, 1912, p. 81.

donner des chiffres rigoureux, mais seulement approximatifs.

L'acide β oxybutyrique fait dévier à gauche le plan de la lumière polarisée, tandis que la glycose le fait dévier à droite. Il suffit donc de faire un dosage au polarimètre. Mais si l'urine a été émise par un diabétique, un dosage parallèle à la liqueur de Fehling est nécessaire pour apprécier un écart entre les deux chiffres trouvés. Si l'écart est assez marqué, c'est que l'urine contient de l'acide β oxybutyrique.

Deux causes d'erreur sont à éviter : la présence dans l'urine de lévulose d'une part et de composés glycosuriques d'autre part. En faisant fermenter l'urine, on pourra se rendre compte de l'erreur et la corriger.

2° **Procédés rigoureux**. — Ce qui rend délicat la recherche et le dosage de l'acide β oxybutyrique, c'est que l'urine renferme le plus souvent de la glycose qui vient gêner le dosage (95 p. 100 des acidosiques sont en même temps des diabétiques).

PROCÉDÉ D'HUGOUNENCQ. — On fait fermenter l'urine avec un peu de levure de bière fraîche lavée; on défèque ensuite par le sous-acétate de plomb ammoniacal, on filtre et on examine au polarimètre.

PROCÉDÉ DE BERGELL. — On évapore au bain-marie jusqu'à consistance sirupeuse 200 centimètres cubes d'urine additionnée de carbonate de soude jusqu'à réaction faiblement alcaline. Après refroidissement, on ajoute un petit excès d'acide phosphorique sirupeux en refroidissant le mélange, puis 25 grammes de sulfate de cuivre desséché et 25 grammes de sable fin. On obtient ainsi une poudre sèche que l'on épuise au Soxhlet sur de l'éther. On distille ensuite l'éther et on reprend le résidu par 25 centimètres cubes d'eau. On décolore avec très peu de noir animal, puis on détermine la rotation au polarimètre. Pour avoir la teneur de l'urine en acide β oxybutyrique par litre, il suffira de multiplier chaque degré d'arc par 2,950 (Guiart et Grimbert).

Rathery et Castaigne indiquent encore, pour rechercher l'acide β oxybutyrique, le procédé de Darmstœdter et Marcel Labbé, celui de Embden, modifié par Geelmuyden : ce sont des procédés de recherche très précis et d'une grande valeur, mais très délicats et longs à mettre en œuvre, nous les signalons seulement.

RECHERCHE DE L'AMMONIURIE ET DE L'ACIDITÉ URINAIRE

La quantité d'ammoniaque excrétée par jour à l'état normal est en moyenne de 0gr,86. Cette quantité s'élève manifestement dans l'intoxication acide et peut, chez certains diabétiques en imminence de coma, atteindre facilement 3 à 4 grammes, et des quantités doubles, lorsque le coma est déclaré.

L'importance de l'ammoniurie, d'abord révélée par Walter, puis par Hallevorden et Stadellmann, et tout récemment encore par les travaux de Magnus Lévy, de Blum et de Henry Labbé et Violle, semble donc évidente. Pour chercher à apprécier la valeur d'une acétonurie, il est donc nécessaire de tirer un appoint diagnostic de la constatation d'une ammoniurie possible, recherche qui doit marcher de pair avec la connaissance de l'acidité urinaire.

Recherche de l'acidité urinaire. — Il ne faut pas songer à déterminer l'acidité d'une urine par simple titrage acidimétrique parce que les résultats obtenus varient avec les indicateurs colorés employés.

La seule méthode qui puisse donner des indications exactes est celle de Maly modifiée par Denigès, Lepierre, etc. Elle consiste à traiter l'urine par une quantité connue de soude, puis par une solution connue de chlorure de baryum, de manière à précipiter à l'état de phosphate de baryte insoluble tous les phosphates déjà transformés par la soude en phosphates basiques. On dose ensuite l'excès de soude par l'acidimétrie. On a donc la quantité de soude qui a été nécessaire pour faire passer les phosphates mono ou bimétalliques à l'état de phosphates tribasiques, c'est-à-dire la mesure de l'acidité urinaire (Guiart et Grimbert).

Pour Blum (1), la recherche de l'acidité des urines est capitale pour la connaissance du pronostic des affections acidosiques.

Au lieu d'employer des méthodes compliquées pour évaluer cette acidose, on n'a qu'à confier à l'organisme même cette besogne. Il suffit de faire prendre à un individu normal 5 à 10 grammes de bicarbonate de soude pour obtenir une réaction alcaline des urines. Est-il en puissance d'acidose, alors il faut de plus grandes quantités, et selon l'intensité de l'acidose, nous sommes obligé d'augmenter les doses de bicarbonate de soude. Lorsqu'elle est faible, 15 à 20 grammes suffisent pour neutraliser les acides et rendre les urines alcalines ; est-elle plus forte, il faut 40 grammes, 50 grammes et davantage jusqu'à 150 grammes et au delà. Nous avons donc un indicateur très précieux du degré d'acidose dans les quan-

(1) BLUM. — Histoire clinique et thérapeutique du coma diabétique. XIIe congrès de médecine, Lyon, 1911.

tités de bicarbonate de soude qu'il faut ingérer pour arriver à rendre les urines alcalines. Un simple essai avec du papier de tournesol suffit pour constater si ce résultat est atteint.

Recherche de l'ammoniurie. — Pour doser l'ammoniaque de l'urine, deux procédés peuvent être employés qui, l'un et l'autre d'une grande exactitude, donnent des résultats sérieux ; l'un est le procédé de Folin, l'autre le procédé de Ronchèse.

PROCÉDÉ DE FOLIN. — Lorsqu'on distille en présence de magnésie un volume d'urine étendu d'eau, il passe à la fois à la distillation de l'ammoniaque provenant des sels ammoniacaux et de l'ammoniaque due à la décomposition de l'urée par la magnésie. Mais l'expérience montre que cette seconde portion est constante, car si on ajoute de l'eau au résidu de la distillation de façon à reconstituer chaque fois le volume primitif, on constate qu'en recommençant la distillation une seconde et une troisième fois pendant le même laps de temps, il passe à chaque opération une quantité sensiblement constante d'ammoniaque (Berthelot et André).

Si donc, on retranche cette quantité de celle qu'a fournie la première distillation, on a par différence l'ammoniaque préformée (Guiart et Grimbert).

PROCÉDÉ DE RONCHÈSE OU DOSAGE AU FORMOL. — Ce procédé assez rapide et très suffisamment exact est basé sur ce fait que l'aldéhyde formique en présence d'un sel ammoniacal donne naissance à de l'hexaméthylènetétramine avec mise en liberté de l'acide du sel, lequel peut être titré acidimétriquement.

« La réaction de Ronchèse appliquée par Sörensen au dosage de l'ammoniaque dans les liquides physiologiques n'est pas susceptible de fournir avec exactitude le chiffre d'ammoniaque réellement combiné dans l'urine à l'état de sel ammoniacal proprement dit. Comme ces auteurs l'ont reconnu, si l'urée, les acides urique, hippurique, la créatine, la créatinine, ne sont pas décomposés par le formol, il n'en est pas de même des aminoacides... » De sorte que dans le procédé de Ronchèse l'azote des aminoacides vient s'ajouter sous forme d'ammoniaque à l'ammoniaque urinaire préformée.

« On peut donc, en effectuant successivement sur la même urine le dosage au formol et le dosage à la magnésie (Folin) et en retranchant le deuxième résultat du premier, obtenir une mesure de l'azote aminé (1). »

La réaction de Ronchèse est donc doublement précieuse dans la recherche de l'acétonurie, car non seulement elle permet de déceler et de doser l'ammoniurie qui est la réaction de défense contre l'intoxication acide, mais elle renseigne en outre sur la présence dans l'indosé urinaire des amino-acides dont l'importance ne saurait échapper (2).

En effet, H. Labbé et Vitry, qui après Donzé et Lambling ont fait à propos de l'indosé urinaire de très utiles et très patientes recherches (3) semblent arriver

(1) Henry Labbé. — Le métabolisme d'un chien partiellement dépancréaté. Thèse de Paris, 1911, p. 13.

(2) Le dosage de l'ammoniaque urinaire seule ne donnerait, d'après Gouget (l'Acidose et son évaluation clinique, *Presse médicale*, 17 juin 1911), qu'un renseignement incomplet. Au contraire, la méthode d'Adler et Blake permettrait d'apprécier le taux des alcalis employés pour la neutralisation des acides. Cette méthode détermine le taux des bases qui, combinées aux acides dans le sang, ont été retenues par le rein, en calculant l'écart qui existe entre la réaction de l'urine et celle du sang.

(3) H. Labbé et Vitry. — L'indosé urinaire (*Presse médicale*, 21 août 1909, p. 495).

aujourd'hui à pouvoir les rapprocher des polypeptides de Hugounencq et Morel (1).

CONCLUSIONS

En présence d'une affection accompagnée d'acétonurie, tout doit être mis en œuvre pour que le médecin chargé d'appliquer le traitement puisse être renseigné rapidement et d'une manière suffisante sur le pronostic possible de la maladie en cours.

Rechercher l'acétone seule ne donnerait qu'un résultat illusoire et incomplet ; il est par conséquent nécessaire de s'éclairer sur la présence des corps acétoniques, sur l'acidité de l'urine et sur l'ammoniurie. Mais deux parts doivent être faites dans ces investigations, les unes pourront et devront être essayées pour ainsi dire au lit du malade et immédiatement : telles sont les réactions de Gerhardt ou de Lieben, la réaction de Legal, l'épreuve de Blum ; elles sont suffisantes par elles-mêmes pour indiquer, lorsqu'elles seront réellement positives, que l'acidose est menaçante et que l'état pourrait subitement s'aggraver; les autres seront faites à l'occasion d'un examen plus complet des urines par un chimiste, lorsque les premières auront manqué de netteté ou lorsque l'état du malade en imminence d'acidose nécessitera une connaissance plus exacte du chimisme urinaire.

Il y a donc deux façons de rechercher l'acétonurie : la première est clinique, la seconde est une opération de laboratoire ; toutes les deux sont de la plus grande importance, car elles ne peuvent aller l'une sans l'autre ; elles se complètent réciproquement.

(1) H. Labbé et Vitry. — XIIe Congrès de médecine, Lyon, 1911.

IV. — VALEUR SÉMIOLOGIQUE DE L'ACÉTONURIE

Lorsqu'on soumet un individu sain, enfant ou adulte, ou un animal comme le chien, au jeûne ou à une diète assez rigoureuse, l'acétone apparaît dans les urines au bout de douze à dix-huit heures, et s'y maintient pendant toute la durée de l'épreuve.

On doit donc s'attendre à déceler facilement l'acétonurie dans bon nombre d'affections sans gravité, pour le traitement desquelles le jeûne ou la diète sont rendus nécessaires. Mais, comme dans ces maladies, le corps acétonique révélé par l'analyse se trouve être le plus souvent de l'acétone seule, alors que les autres substances acétoniques, telles que l'acide diacétique et l'acide β oxybutyrique, ne sont habituellement décelées que dans certaines intoxications graves, il est rationnel de distinguer au point de vue sémiologique deux cas bien distincts pouvant se résumer en ces deux propositions : quelle valeur diagnostique et pronostique doit-on attribuer d'une part à l'acétonurie simple (acétonurie de l'acétone seule constatée) et, d'autre part, à l'acétonurie complexe (acétonurie des corps acétoniques tous réunis) ?

Nous allons envisager séparément chacun de ces deux points.

A. — VALEUR SÉMIOLOGIQUE DE L'ACÉTONURIE SIMPLE

Alors que l'acide diacétique et l'acide β oxybutyrique étaient encore inconnus, ou tout au moins non soupçonnés dans les urines, l'acétone était considérée comme la cause primordiale des accidents comateux survenant chez quelques diabétiques, mais nous avons déjà vu qu'à cette époque on la décelait le plus souvent par des techniques qui manquaient de précision. Peu après vint une période où elle fut regardée comme non toxique ; période pendant laquelle toute l'importance fut attribuée par contre à l'acide diacétique et à l'acide β oxybutyrique. On n'en chercha pas moins cependant, dans un but essentiellement sémiologique, à dénombrer les affections où l'acétonurie se révélait, pour obtenir de cette connaissance une notion qui pourrait aider à prouver son étiologie.

Nous nous sommes déjà suffisamment étendu dans un chapitre précédent sur l'historique de l'acétonurie, pour que cela nous dispense d'y revenir encore ; nous résumerons seulement les différents stades de l'évolution des théories médicales qui ont trait à cette question.

C'est au cours du diabète sucré que l'acétonurie fut tout d'abord découverte, et pendant longtemps une relation étroite semblant exister entre ce symptôme et cette maladie, on ne songea pas à le rechercher chez d'autres malades que les diabétiques. Cependant, dès 1860, Kaulisch faisait remarquer que le diabète n'est pas la seule maladie où l'on puisse rencontrer l'acétonurie ; il affirmait qu'on peut encore trouver ce symptôme au cours des affections chroniques du tube digestif.

Von Jaksch, plus tard, faisait la même constatation pour l'hyperacétonurie car, d'après cet auteur, l'acétonurie est un symptôme physiologique.

Peu à peu, à mesure que prenait corps cette hypothèse de von Jaksch, l'acétonurie était recherchée par d'autres auteurs dans différents cas pathologiques, et à l'heure actuelle on a décrit ce symptôme dans bon nombre d'affections variées et qu'aucun lien étiologique ne saurait vraisemblablement unir.

Nous allons passer en revue, en conservant autant que possible l'ordre chronologique, les maladies au cours desquelles l'acétonurie a été observée. Mais un premier point d'abord se pose : l'acétonurie physiologique existe-t-elle ?

1° **Acétonurie physiologique.** — Von Jaksch, Baginsky, Vicarelli, Markownikoff, d'Argenson, Labussière, Beauvy et d'autres encore soutiennent et affirment la réalité de l'acétonurie physiologique, tandis que Penzoldt, Legal, Romme et Moscatelli soutiennent l'opinion contraire.

A ces derniers, on a reproché une technique défectueuse et l'emploi d'un réactif de l'acétone trop peu sensible. A notre tour, nous ferons aux premiers le reproche inverse : bien souvent, ils ont décelé de l'acétone pure qui n'existait pas sous cette forme dans les urines.

Nous avons déjà fait valoir les arguments que nous avons cru nécessaires contre le procédé de recherche ou de dosage de l'acétone, qui consiste à distiller l'urine sans précaution (1). Nous n'y reviendrons donc pas. Nous ferons seulement remarquer que tous les dosages d'acétone, et l'évaluation de l'acétonurie physiologique par von Jaksch, Engel et d'Argenson ont été obtenus par ce procédé, que nous croyons défectueux. D'autre part, parmi les examens d'urine pathologique, que nous avons pratiqués, il nous est arrivé assez fréquemment, même en distillant à 100°, de ne pas trouver d'acétone. L'acétonurie physiologique est donc douteuse.

Il est un fait également qui nous a beaucoup étonné, c'est de voir quelle quantité assez considérable d'acétone von Jaksch, Engel, d'Argenson attribuent à l'acétonurie physiologique : von Jaksch accuse une moyenne de 0gr,01 ; Engel une moyenne de 0gr,018 et d'Argenson une moyenne de 0gr,017. Or, si l'on veut bien se reporter aux chiffres que nous donnions dans un chapitre précédent, on verra que ceux-ci correspondent, surtout pour ceux donnés par Engel et d'Argenson, à un peu plus d'une goutte (0gr,016) d'acétone par litre d'urine. Cette quantité provoque, aussi bien dans une solution aqueuse que dans l'urine, un précipité immédiat par le réactif de Lieben.

(1) Nous avons montré, en 1905, qu'en distillant l'urine à 100° on transformait en acétone vraie d'autres corps acétoniques existant dans l'urine. De même nous avons démontré qu'il était nuisible aux bons résultats de l'examen de pratiquer la distillation en milieu acide ou même en milieu alcalin. Si la distillation est utile dans quelques cas, il faut la pratiquer, comme nous l'avons indiqué, en milieu neutre, sans dépasser 50 à 60° pour l'acétone, un peu davantage pour l'acide diacétique, soit en provoquant l'ébullition par un vide relatif, soit en faisant traverser le liquide à examiner par un courant d'air, en vérifiant au thermomètre la température nécessaire à la mise en liberté, sous forme de vapeurs, des produits volatils (acétone, acide diacétique) dont on se propose de révéler la présence.

Or, il est exceptionnel en opérant directement sur l'urine avec ce même réactif, en dehors de certaines affections acétonigènes, de noter une réaction aussi intense. De plus, en opérant sur des urines de sujets normaux, la réaction de l'acétone est trop souvent absente à notre avis, pour que nous puissions accepter d'emblée la réalité d'une acétonurie physiologique ; dans tous les cas, si nos objections manquent de fondement, s'il peut être prouvé par une autre méthode que l'acétone existe normalement dans l'urine, du moins elle n'y existe pas à un taux aussi élevé.

2° **Acétonurie simple au cours du diabète.** — C'est chez le diabétique que l'acétonurie a été le plus souvent cherchée et aussi le plus fréquemment rencontrée ; c'est dans le diabète qu'on trouve le plus souvent l'acétonurie la plus forte, sans que cette richesse exceptionnelle soit un fait constant, d'après ce qu'affirment von Jacksch et Hirschfeld

Beaucoup de diabétiques cependant n'ont pas d'acétonurie, car malgré la présence du sucre dans leurs urines, ils sont dans un état de santé satisfaisant et peuvent s'assimiler la plus grande partie des hydrates de carbone alimentaires, les albuminoïdes et les graisses.

D'autres cependant, présentant une glycosurie plus considérable et suivant un régime, tout en ayant les apparences d'une santé robuste, montrent une acétonurie manifeste.

Chez ces malades, l'absorption des hydrates de carbone est en partie entravée ou insuffisante, et cause l'acétonurie. On en observe même quelques-uns qui ne sont acétonuriques que du fait d'un régime trop sévère et trop rigoureusement observé et chez lesquels il suffit de tolérer une dose rationnelle d'hydrates de carbone pour faire diminuer ou même disparaître l'acétonurie, sans que la glycosurie en soit proportionnellement augmentée.

L'acétonurie simple sans diacéturie n'a d'autre importance chez le diabétique que d'indiquer un défaut d'utilisation des hydrates de carbone déjà connu, ou un régime trop sévère à modifier.

3° **Acétonurie simple dans les fièvres à température élevée.** — Après le diabète, c'est dans la fièvre que l'acétonurie est le plus souvent décelée.

Von Jaksch, Baginsky, Penzoldt, puis Romme et d'autres encore ont attiré l'attention sur sa fréquence, et dernièrement encore Beauvy, dans son intéressante thèse de 1904, a repris l'étude de ce symptôme, en pratiquant chez des enfants un nombre considérable d'analyses d'urines. On peut, d'après lui, sauf chez les tuberculeux fébriles, trouver toujours l'acétonurie quand on se donne la peine de la rechercher soigneusement chez les malades dont la température atteint 39° et s'y maintient quelques jours. L'acétonurie suivrait une marche parallèle à celle de la fièvre, en retardant de un à trois jours sur celle-ci.

Faut-il chercher dans le fait de l'élévation de la température ou dans des oxydations anormalement exagérées la cause de l'acétonurie fébrile ? Nous ne le pensons pas et à notre avis elle nous semble être comparable à celle que nous donnions à l'acétonurie des diabétiques ; nous voulons parler de l'autophagie par inanition relative. Il n'est pas habituel en effet, d'alimenter les malades dont la température s'élève au-dessus de 39°. Ces malades se trouvent donc dans un état de jeûne relatif et dans certains cas en état d'inanition absolue. Ils sont dans des conditions favorables pour éliminer de l'acétone. Cependant, si la fièvre apparaît rapidement et atteint d'emblée un taux très élevé, le malade passe, pour ainsi dire, en quelques heures de l'état de santé où il continuait à s'alimenter à l'état de maladie où il cesse toute alimentation ; ainsi l'inanition relative ne commence à être véritable qu'avec le jeûne qui suit le premier ou le second jour après l'apparition de la température, c'est ainsi qu'on peut expliquer ce retard de un à trois jours que constate Beauvy, et qu'il a enregistré d'une façon d'autant plus constante qu'il a examiné surtout des urines de maladies aiguës à début brusque (érysipèle, rougeole, scarlatine, pneumonie). Enfin si, chez certains tuberculeux fébricitants, l'acétonurie n'est pas constatée, c'est qu'il est rare que ces malades ne continuent pas à s'alimenter d'une façon modérée, tout au moins, dans la plupart des cas.

On sait aussi, et beaucoup d'expérimentateurs l'ont remarqué, que l'acétonurie disparaît après la chute de la fièvre.

Or, nous ferons remarquer qu'avec la chute de la température, commence la réalimentation progressive du malade et qu'il n'y a par conséquent rien d'extraordinaire à ce que l'acétonurie disparaisse progressivement.

Il y a cependant à cela des exceptions, par exemple chez les typhiques qui ne sont réalimentés que plusieurs jours après que la température s'est maintenue à la normale. Chez ces malades, l'acétonurie persiste plusieurs jours après la chute de la fièvre jusqu'à la reprise de l'alimentation, tandis que chez les pneumoniques, qu'on peut réalimenter rapidement, l'acétonurie disparaît rapidement aussi.

L'acétonurie simple, si fréquente dans la fièvre élevée, n'a donc pas de valeur pronostique sérieuse, puisque la réalimentation la fait disparaître ; c'est une acétonurie accidentelle produite par l'inanition ou par la diète.

4° **Acétonurie dans le cancer.** — Dans le cancer, l'acétonurie est admise depuis von Jaksch. Cet auteur l'aurait même constatée en dehors de tout trouble gastrique et de l'état fébrile. Hirschfeld cependant a contesté ce fait.

D'ailleurs, toutes les recherches faites depuis semblent montrer que l'acétonurie simple n'apparaît que peu avant la cachexie terminale, ou chez quelques cancéreux incapables de s'alimenter (cancer du pylore, cancer de l'œsophage).

Nous avons examiné, dans le but de vérifier ce fait, une assez grand nombre d'urines provenant de cancéreux non atteints de troubles digestifs notables et avant la cachexie terminale (cancers de la grande courbure de l'estomac, cancers de l'utérus), l'acétonurie est dans ces cas exceptionnelle.

Le cancer, par lui-même, par ses résorptions, n'a donc pas d'influence sur l'acétonurie simple qui, apparaissant dans certains cas spéciaux, n'indique encore, comme précédemment dans le diabète, dans les pyrexies, qu'un état d'inanition plus ou moins manifeste

5° **Acétonurie dans les résorptions** — L'acétonurie simple peut se manifester au cours de certaines résorptions ; elle a été signalée dans la régression de tumeurs, d'hématomes ; on l'a mentionnée (Bossi) chez des femmes récemment accouchées dont la délivrance aurait été incomplète. Vicarelli la tient même comme un symptôme sérieux de la mort du fœtus.

Fréquemment observée dans la grossesse (Hartmann et Fredet), même dans la grossesse normale, elle est notée aussi comme habituelle au cours du travail prolongé (Couvelaire).

Il est difficile de tirer une conclusion de ces différentes constatations et de faire la part de ce qui revient d'un côté à des résorptions, ou de l'autre à la fièvre, à la diète, à l'inanition, comme dans le travail prolongé au moment de l'accouchement. On ne saurait, en face de ces cas, attribuer une valeur sémiologique à l'acétonurie constatée.

6° **Acétonurie dans les maladies de l'enfance.** — Dans un paragraphe précédent, nous avons relaté les investigations de Beauvy dans les affections infantiles aiguës, et l'extrême fréquence de l'acétonurie. Il existe surtout une maladie de l'enfance qui s'accompagne presque invariablement d'acétonurie : c'est la crise de vomissements périodiques ou cycliques, qu'on dénommait autrefois vomissements acétonémiques.

Sans entrer dans des détails d'une trop grande minutie, nous insisterons un peu cependant sur cette maladie aux allures déroutantes, sur la pathogénie de laquelle tant de discussions ont eu lieu.

Ce fut en 1901 que Marfan fit paraître dans les *Archives de médecine des enfants* un article sur les « Vomissements avec acétonurie », dans lequel il insistait sur la présence de l'acétone dans l'urine de ses malades et sur l'odeur particulière de leur haleine. Avant lui, Baginsky et Vergely avaient déjà cité le fait, en émettant l'hypothèse que peut-être l'acétone était la cause première d'une entité morbide dont les troubles gastriques ou intestinaux n'auraient été que les symptômes. En même temps étaient décrits les vomissements périodiques chez les enfants, dont Snow en Amérique et Comby en France donnèrent une symptomatologie très détaillée.

En 1903, Nicolas et, en 1904, Ceard étudièrent à nouveau ces crises de vomissements et passèrent en revue leur pathogénie si controversée jusqu'alors. Les vomissements périodiques étaient en effet regardés tantôt comme une névrose gastrique (Snow), tantôt comme la résultante d'un excès d'alimentation carnée (Rotch) ; tantôt comme un symptôme d'uricémie (Comby) ; tantôt encore comme un accident migraineux (Witney) ; ou comme un auto-intoxication de nature indéterminée avec acétonurie concomitante (Marfan), ou même comme un trouble de nutrition générale chez des enfants nerveux (Peter Misch).

Actuellement, la cause des vomissements périodiques semble être recherchée d'un autre côté et depuis les communications de Richardière (1), devant les succès de la médication alcaline par le bicarbonate de soude, le rôle du foie dans ces crises de vomissements semble devenir de plus en plus grand. Quant

(1) Richardière. — L'ictère et le rôle du foie dans la production des vomissements à répétition de l'enfance (*Soc. de pédiatrie*, 17 janvier 1905).

à l'acétonurie, la voici reléguée à un second plan. Comme autrefois pour le coma diabétique, voilà qu'elle perd de plus en plus sa valeur causale, pour n'être bientôt plus considérée que comme un symptôme banal d'une affection au cours de laquelle l'alimentation est matériellement impossible pendant les trois à quatre jours que durent les vomissements.

Nous l'avons étudiée nous-même chez un assez grand nombre d'enfants que nous avons pu suivre avant, pendant et après la crise (1), et nous avons pu nous convaincre que si le rôle du foie était nettement prépondérant dans les 9/10 des cas (ictère, subictère, cholémie familiale, matières fécales décolorées, présence de pigments biliaires dans les urines), l'acétonurie n'y jouait aucun rôle, car elle est invariablement décelée après le début de la crise, et elle disparaît invariablement aussi après la reprise de l'alimentation.

Et cependant, chez certains de ces petits malades, l'odeur acétonique de l'haleine apparaîtrait, au dire des parents, quelques heures avant le début de la crise, souvent même avant que l'alimentation ne soit modifiée. De prime abord, cette constatation paraît ruiner l'idée d'une acétonurie symptomatique de l'inanition; aussi pendant longtemps avons-nous pensé qu'il y avait eu vraisemblablement erreur d'interprétation des parents, mais nous avons dû nous incliner devant quelques faits non douteux où l'odeur de l'haleine devançait manifestement les

(1) Mauban. — Traitement par les alcalins des vomissements périodiques de l'enfance (*Soc. médic. du XIII*e *arr.*, Paris. 5 avril 1909).

vomissements. L'explication de ce fait un peu paradoxal est malgré tout assez facile à donner, et même facile à démontrer. Dans deux cas d'une grande netteté, qu'il nous a été donné d'observer, nous avons pu constater, en même temps que l'odeur acétonique de l'haleine précédant les vomissements, une augmentation manifeste du volume du foie coïncidant avec des matières fécales presque complètement décolorées. La genèse de l'acétonurie est ainsi facile à prouver. Certes, ces enfants étaient nourris, mais leur assimilation était profondément troublée momentanément, du fait d'une insuffisance hépatique survenue brusquement.

Bien d'autres affections infantiles sont accompagnées d'acétonurie simple ; on peut même affirmer que, quelle que soit la maladie en cause, affection locale des poumons ou du tube digestif, maladie générale avec ou sans fièvre, simple malaise nécessitant une diète presque complète de quelques heures, l'acétonurie est de règle lorsque l'assimilation est entravée ou l'alimentation prohibée. Il ne faut donc pas donner à l'acétonurie simple une valeur sémiologique qu'elle n'a pas ; elle ne possède ni valeur diagnostique, ni valeur pronostique propre.

7° **Acétonurie après l'anesthésie chirurgicale.** — Il existe encore une catégorie de malades chez lesquels l'acétonurie a été souvent constatée : nous voulons parler des malades soumis à l'*anesthésie chirurgicale*, et c'est en examinant leurs urines que nous avons pu arriver à cette conviction que l'acétonurie pure n'était due à autre chose qu'à une autophagie produite par une inanition relative.

On pensait autrefois pouvoir attribuer l'acétonurie à l'absorption des vapeurs du chloroforme. Ce fait, constaté par Becker, paraissait d'autant plus vraisemblable qu'on faisait ainsi un rapprochement entre la torpeur du coma diabétique, attribuée alors à l'intoxication par l'acétone, et le sommeil artificiel dû au chloroforme.

Cette constatation de l'acétonurie postopératoire, fut reprise ensuite par d'Argenson qui put montrer, par une expérience sur lui-même, que ce n'est pas l'anesthésique qui provoque l'acétonurie, mais l'anesthésie. Pour le prouver, il absorba, à plusieurs reprises, pendant une journée, des vapeurs de chloroforme, en ayant soin chaque fois de s'arrêter à la limite de la narcose. La quantité de chloroforme ainsi absorbée dépassait la moyenne de ce qui est nécessaire en général pour une opération et cependant il ne constata dans ses urines aucune acétonurie. Donc, d'après lui, c'est le sommeil qui semble être la cause de l'acétonurie, d'autant plus, qu'ayant examiné ses propres urines le matin au réveil et au cours de la journée, il trouvait au premier examen, une quantité d'acétone sensiblement plus considérable qu'au second.

Comme d'Argenson, nous avons trouvé l'acétonurie après le chloroforme et après l'éther. Nous l'avons même trouvée chez un malade qui devait être endormi au chloroforme, mais qui fut anesthésié par des injections locales de cocaïne (à cause d'une lésion cardiaque diagnostiquée au dernier moment). Dans ce cas, tout au moins, la narcose n'était pas en jeu et la théorie de d'Argenson nous parut quelque peu ébranlée.

Quelle est donc la véritable cause de l'acétonurie

des opérés? La réponse est facile à donner: c'est encore l'inanition (1).

N'a-t-on pas, en effet, l'habitude dans les services de chirurgie de « préparer » (c'est le terme classique) la veille tout malade devant subir une opération le lendemain ? Or cette « préparation » qui dure vingt-quatre ou trente heures consiste en une purge suivie de la diète rigoureuse pendant toute la journée qui précède l'acte opératoire. Après l'opération, le malade, reporté dans son lit, reste encore vingt-quatre heures sans rien absorber d'autre qu'un peu de liquide ; il se trouve donc dans un état de jeûne presque absolu depuis vingt heures avant l'opération, et depuis trente ou trente-six heures, si les urines sont examinées seulement à la fin de la journée où l'opération a été faite. Comment n'aurait-il pas d'acétonurie ? Nous avons constaté de plus que dans des cas semblables l'acétonurie était beaucoup moindre quand la « préparation » avait été faite sans purgation.

D'ailleurs, l'examen des urines pratiqué par nous-même un grand nombre de fois avant l'acte chirurgical, avant l'anesthésie par conséquent, nous a apporté la preuve la plus éclatante de ce que nous avançons, en révélant, dans la proportion de 8 sur 10, une acétonurie simple caractéristique.

8° **Acétonurie dans l'inanition.** — L'inanition doit donc, à notre avis, être considérée comme une des causes les plus importantes de l'acétonurie. Tous les auteurs, d'ailleurs, sont unanimes à reconnaître que l'inanition est un facteur certain d'hyperacétonurie

(1) Mauban. — De l'acétonurie des diabétiques (*Société de thérapeutique*, 24 février 1909).

(cas des jeûneurs volontaires Cetti et Merlatti). Mais à côté de l'inanition absolue qui est le fait de la privation complète des aliments existe une inanition relative plus complexe, car elle peut porter sur l'une ou l'autre des trois substances fondamentales qui doivent entretenir la structure et la composition normale de nos tissus.

On sait maintenant que la privation totale ou relative des hydrates de carbone est capable à elle seule de produire l'acétonurie ; il en est de même, mais à un degré bien moindre, lorsque l'inanition porte sur les graisses ou les albuminoïdes.

C'est donc l'inanition relative déguisée sous forme de mauvaise assimilation qui produit chez les diabétiques, qui s'alimentent cependant, l'acétonurie.

C'est l'inanition relative qui intervient dans les fièvres élevées, et qui, par autophagie ou excès de désassimilation, provoque l'acétonurie des fébricitants.

C'est elle encore qui intervient chez certains cancéreux, chez les malades qui présentent des troubles aigus ou chroniques du tube digestif et chez quelques névropathes qui refusent de s'alimenter ou qui craignent de le faire de peur de souffrir.

C'est à l'inanition relative produite par le jeûne qu'est due l'acétonurie des anesthésiés.

Enfin, c'est encore l'inanition relative des dix à douze heures qui séparent le repas du soir du premier déjeûner du matin qui provoque à l'état normal cette faible augmentation d'acétone notée par d'Argenson dans les urines du matin, et que nous avons souvent constatée nous-même.

L'acétonurie simple n'a donc, au point de vue du

diagnostic et du pronostic, qu'une valeur minime : elle n'indique ni une aggravation de la maladie, ni la possibilité de voir survenir à brève échéance des accidents comateux comme dans l'acétonurie complexe, mais elle décèle une autophagie due à une impossibilité d'assimilation alimentaire. La maladie en cours exige-t-elle la diète ou le jeûne relatif ; voilà l'explication de l'acétonurie révélée et point n'est besoin de s'en tourmenter puisqu'elle doit disparaître avec le retour de l'alimentation ; mais si la diète n'a pas été prescrite, si l'alimentation habituelle a lieu au moment où l'examen des urines montre l'acétonurie, c'est ou bien l'indice d'une insuffisance hépatique (1), ou encore la preuve qu'un trouble de la nutrition ou de l'assimilation entrave le fonctionnement normal de la digestion, et ce fait seul, déjà précieux à connaître, nous autorise à dire que, dans ce cas, l'analyse des urines n'aura pas été faite inutilement.

B. — VALEUR SÉMIOLOGIQUE DE L'ACÉTONURIE COMPLEXE

Autant la connaissance de l'acétonurie simple est banale, autant est intéressante et utile la connaissance de l'acétonurie complexe, et il faut entendre par là celle qui se révèle accompagnée de diacéturie,

(1) Dans sa thèse de Lyon 1911, Nivière étudiant « les corps acétoniques et l'acétonurie » insiste tout particulièrement sur la valeur anticétogène des hydrates de carbone. Leur suppression d'un régime prive le foie du glycogène nécessaire à la destruction des corps acétoniques formés par le métabolisme des albumines et des graisses, exagéré encore par la disette alimentaire des glycoses. Fournis par le foie et le tube digestif, les corps acétoniques sont détruits aussi par le foie. Quand donc l'acétonurie n'est pas due à une inanition hydrocarbonée, elle peut être le fait d'une insuffisance hépatique.

d'ammoniurie, d'acidité urinaire exagérée, et au cours de laquelle on peut mettre en évidence l'acide β oxybutyrique, car elle indique un trouble profond de la nutrition générale, susceptible à un moment donné d'amener le coma, complication la plus redoutable de cet état d'intoxication qu'on a nommé acidose.

Or, tandis que le médecin se trouve pour ainsi dire désarmé et impuissant lorsque l'acidose est nettement confirmée et le coma imminent, il a, au contraire, à sa disposition une thérapeutique active et bien souvent efficace lorsque l'acétonurie complexe n'en est encore qu'à son début. Il est donc de la plus grande utilité d'être en mesure de la dépister dès l'origine, pour appliquer aussitôt que possible la thérapeutique capable d'en modifier l'évolution.

Comme pour l'acétonurie simple, deux sortes de moyens sont à notre disposition pour reconnaître l'acétonurie complexe. Le premier consiste en des réactions simples à appliquer en clinique, pour ainsi dire au lit du malade ; le second comprend des méthodes de laboratoire que nous avons déjà exposées précédemment.

Le réactif de Gerhardt au perchlorure de fer que pendant si longtemps on a renié comme étant d'une valeur nulle dans la recherche de l'acétonurie est, parmi les réactifs simples, celui que tous les biologistes actuels recommandent d'utiliser tout d'abord. Il reprend donc maintenant le premier rang comme il le tenait autrefois, et son utilité se manifeste chaque jour davantage.

C'est qu'ici la recherche de l'acétone importe médiocrement ; ce qu'il faut révéler en effet, c'est la diacéturie, c'est l'acidose, car il est exceptionnel qu'elle se manifeste sans que la présence en quantité assez considérable de l'acide diacétique soit manifestement prouvée.

Mais, comme la réaction de Gerhardt est en somme assez peu sensible, il est bon de la contrôler par la réaction d'Imbert et Bonnamour, puis de vérifier l'acidose par les méthodes de laboratoire, comme nous les avons déjà indiquées. L'acétonurie complexe de l'acidose indique toujours un trouble profond de la nutrition. On ne la rencontre que dans de rares affections où la dénutrition est manifeste et en particulier dans le diabète grave.

Pour en bien saisir la valeur sémiologique, il est nécessaire de se rendre un compte exact de l'équilibre des phénomènes qui président à la nutrition, générale et du métabolisme des substances alimentaires nécessaires à l'entretien de nos cellules.

Le métabolisme des hydrates de carbone comporte un apport au foie de glycose formée par la digestion. La glande hépatique, par sa fonction glycorégulatrice, transforme la glycose en glycogène qui s'accumule dans le foie et dans les muscles, où il est utilisé au moment du travail par transformation secondaire en glycose, puis en alcool, acide carbonique et eau. Que, pour une raison quelconque, la fonction glycorégulatrice soit troublée, et voilà l'organisme privé d'une partie de la substance qui doit fournir l'énergie, en même temps que le sucre accumulé dans le sang et non brûlé provoquera l'hyperglycémie et la glycosurie ou diabète.

Le métabolisme des graisses est déjà plus complexe, car les corps gras que nous utilisons proviennent non seulement des graisses alimentaires, mais encore des hydrates de carbone et des albuminoïdes, d'où trois sources d'apport qui, en cas de diète, peuvent se compenser les unes par les autres, mais peuvent aussi, dans quelques cas de troubles de la nutrition, accumuler leurs effets et augmenter dans des proportions exagérées les réserves normales.

D'autre part, le métabolisme anormal des graisses tire son importance de ce fait que depuis longtemps on a reconnu que les corps acétoniques peuvent dériver des acides gras, et nous avons déjà envisagé plus haut les faits qui militent en faveur de cette théorie (voir. p. 33). Mais l'intoxication acide n'est probablement pas seule en cause dans la production des accidents comateux de l'acidose, et les corps acétoniques peuvent aussi prendre naissance de la combustion incomplète des albuminoïdes.

Le métabolisme des albumines revêt donc, dans le cas que nous envisageons, une importance toute particulière, car sa complexité est extrême.

Les substances protéiques, les purines, les groupements aromatiques et les groupements soufrés en sont autant de parcelles distinctes vouées à une transformation différente pour chacune, et le moindre trouble dans le métabolisme normal peut influencer étrangement sur la nutrition générale.

« L'une des plus importantes de ces déviations nutritives est celle qu'on observe chez les diabétiques avec dénutrition, chez lesquels se fait habituellement l'association d'un trouble de la glyco-régulation et d'un trouble du métabolisme des albuminoïdes. « La molécule albuminoïde ne poursuit pas rigoureusement sa dégradation jusqu'à la production d'urée ;

une proportion parfois assez élevée d'azote s'élimine sous forme d'ammoniaque, d'acides aminés, et même de molécules plus grosses, colloïdes, que l'on peut rattacher au groupe des polypeptides. En même temps il se produit des corps acétoniques (acide β oxybutyrique, acide diacétique, acétone), qui, au lieu d'être brûlés comme à l'état normal, sont rejetés en nature par le rein.... L'ensemble de ces corps retenus dans l'organisme, avant d'être éliminés, prennent part à l'intoxication acide dont l'expression clinique la plus grave aboutit au coma diabétique (1). »

L'acétonurie complexe constatée chez un diabétique indique donc un état grave et fait craindre la possibilité d'accidents comateux. Or, à quelques exceptions près, c'est presque uniquement chez les diabétiques qu'on la rencontre, de même que dans quelques affections qui compromettent gravement le fonctionnement du foie ; elle serait ainsi un indice certain d'insuffisance hépatique, car les produits acétoniques qui sont responsables de l'intoxication acide sont à l'état normal brûlés dans le foie et, quand cet organe est insuffisant, ils ne sont pas suffisamment oxydés et s'accumulent dans le sang. Marcel Labbé a observé un cas très net de coma acidosique survenu chez un malade atteint d'abcès du foie (2). Enfin, comme on décèle quelquefois une acétonurie complexe avec diacéturie chez quelques enfants pendant des crises de vomissements périodiques, mais avec une intensité bien moindre toutefois, ce fait ne

(1) Marcel Labbé. — Les grands troubles de la nutrition (*Presse médicale*, 24 février 1912).

(2) Marcel Labbé. — Coma par acidose et abcès du foie (*Presse médicale*, 5 février 1910).

peut que nous confirmer dans l'opinion, de plus en plus accréditée, que les vomissements périodiques sont sous la dépendance d'une insuffisance hépatique et que l'intoxication acidosique, lorsqu'elle existe, n'en est que la conséquence et non la cause provocatrice.

Ce métabolisme anormal des albuminoïdes, provoquant l'acétonurie complexe avec diacéturie, ammoniurie, amino-acidurie et polypeptidurie, est peut-être capable aussi de provoquer des accidents comateux dans d'autres maladies encore ; et Marcel Labbé, en indiquant cette hypothèse, se demande si l'on ne doit pas accuser aussi l'acidose de n'être pas étrangère au coma dyspeptique, au coma de l'ictère grave, au coma urémique.

En résumé, la valeur sémiologique de l'acétonurie est totalement différente suivant qu'elle est pure ou qu'elle s'accompagne des symptômes urinaires de l'acidose ; autant l'une est bénigne et incapable d'imprimer au pronostic un caractère de gravité même passagère, autant l'autre est sérieuse et exige une thérapeutique active si l'on ne veut voir se produire les plus graves complications. Or, un examen attentif des urines avec des procédés simples peut seul mettre sur la voie du diagnostic: on ne saurait trop insister sur sa nécessité, puisque des résultats qu'il fournit peut découler l'application immédiate de la thérapeutique active à opposer à la maladie.

V. — TRAITEMENT DE L'ACÉTONURIE

Ici encore, comme aux chapitres précédents, la même division s'impose dans les faits à étudier, car la thérapeutique à opposer à l'acétonurie simple est différente de celle dont on devra user contre l'acétonurie complexe. A la première, de peu de gravité, correspond une thérapeutique douce et surtout diététique ; à la seconde, au contraire, on opposera une thérapeutique active, brutale même au besoin, et dont l'application ne devra subir aucun retard.

A. — TRAITEMENT DE L'ACÉTONURIE SIMPLE

Lorsque les réactions de l'acétone auront révélé la présence de ce corps dans les urines, il faudra tout d'abord en rechercher la cause première. Si le malade est à la diète, s'il subit dans un but thérapeutique une privation d'aliments, on n'aura pas à s'inquiéter de voir apparaître l'acétonurie, car elle est de règle dans ces circonstances ; mais comme nous savons, d'autre part, que l'acétonurie est augmentée par la diète absolue des hydrates de carbone, et qu'au contraire elle disparaît lorsque l'on fait ingérer un sel alcalin comme le bicarbonate de soude, on s'efforcera, aussitôt l'acétonurie reconnue, d'orienter la diététique vers ces deux points particuliers. Une eau minérale alcaline comme l'eau de Vichy sera recommandée en boisson, pure ou coupée de lait, et les premiers essais alimentaires pourront être tentés avec des bouillies légères de farine d'avoine ou de froment, des purées de pommes de terre ou des glycoses végétales issues de fruits bien mûrs.

Si, par contre, l'acétonurie survient chez un malade non soumis à la diète, il faudra rechercher l'origine de ce symptôme dans une impossibilité d'assimilation et s'efforcer par une thérapeutique appropriée d'y remédier autant que possible.

Ce dernier cas est principalement le fait des diabétiques sans dénutrition ou glycosuriques simples, qui n'assimilent pas les glycoses alimentaires par fatigue et insuffisance hépatique. Mettre d'abord leur foie au repos, puis l'habituer progressivement à tolérer une ration d'hydrates de carbone croissante jusqu'à la tolérance limite, telle est la règle de conduite à appliquer.

On peut rencontrer aussi des glycosuriques qui n'ont d'acétonurie que du fait d'un régime trop sévère et dans lequel les hydrates de carbone sont trop parcimonieusement permis ; chez ceux-là, un régime plus rationnel fera cesser l'acétonurie.

Mais, chez les uns comme chez les autres, l'utilité non contestable de l'alcalinisation se montre, sans compter que beaucoup parmi eux sont des insuffisants hépatiques ; l'usage fréquent d'une eau bicarbonatée sodique et de cures hydrominérales alcalines comme celles de Vichy s'impose, même après la guérison de l'acétonurie.

B. — TRAITEMENT DE L'ACÉTONURIE COMPLEXE OU ACIDOSE

La complication ultime de l'acidose, le coma avec sa gravité exceptionnelle, a de tout temps excité l'ingéniosité des thérapeutes. Alors qu'on ne se rendait qu'un compte forcément inexact de sa pathogénie, on s'efforça d'abord de lutter contre ses symptômes cardiaux : la torpeur, l'asthénie, la faiblesse cardiaque. Aussi pendant de longues années n'utilisa-t-on que le café et la caféine, l'alcool, l'éther, les toni-cardiaques, ou l'oxygène, sans arriver jamais à un résultat appréciable.

Mais aujourd'hui, en même temps que la pathogénie de l'acidose se précise chaque jour davantage, la thérapeutique se fait aussi plus rationnelle et les résultats obtenus sont plus qu'encourageants.

Stadelmann, un des premiers, avait insisté sur l'intoxication acide ; il fut aussi le premier à indiquer le traitement de l'acidose par les alcalins, et à proposer contre le coma diabétique les injections de bicarbonate de soude dans le tissu cellulaire, ou même dans les veines. Mais ce fut le professeur Lépine qui utilisa le premier ces injections intraveineuses, dès 1887.

Depuis cette époque, la technique de l'alcalinisation intensive des acidosiques a été quelque peu modifiée, mais le principe de la méthode inaugurée par Lépine reste entier et c'est à cette méthode que nous sommes redevables des rares cas de guérison de coma relatés, ces temps derniers, par Marcel Labbé, et des guérisons de l'acidose plus nombreuses qu'il a obtenues, de même que Naunyn et ses élèves, Magnus Lévy, Blum, Luthje et Lépine.

Nous distinguerons dans l'acétonurie complexe deux phases successives auxquelles doit s'appliquer une thérapeutique différente. Nous appellerons phase prémonitoire, celle qui correspond seulement à une acétonurie complexe que l'analyse chimique vient de révéler, mais qui ne s'accompagne encore d'aucun des symptômes qui font entrevoir les complications comateuses ; et nous appellerons phase d'acidose confirmée celle où ces complications commencent à se montrer et pendant laquelle le coma est imminent (1).

1° Phase prémonitoire. — A la phase prémonitoire, si l'acidose est manifeste, elle est cependant légère, et les accidents qui pourraient la compliquer font encore défaut, mais l'état est déjà grave, il faut agir rapidement en contrôlant chaque jour par une analyse des urines les résultats obtenus.

Plusieurs indications thérapeutiques correspondent à cet état : il faut surveiller l'hygiène générale, surveiller l'hygiène alimentaire, et alcaliniser d'une façon intense.

Toute fatigue doit être interdite dans l'acétonurie complexe : aussi bien celle qui peut résulter d'un travail physique ou intellectuel, que celle qui peut provenir d'un plaisir (voyage, pratique d'un sport violent) ; il en est de même de toute émotion violente se rapportant à un fait heureux ou malheureux, à un chagrin, à des soucis d'affaires.

Dans l'acétonurie complexe, il faut encore éviter

(1) D'après Marcel Labbé, les quelques signes qui annoncent l'imminence du coma sont les suivants : la dépression physique, l'amaigrissement et les œdèmes ; la dépression psychique, la céphalée, la somnolence diurne avec insomnie nocturne, quelquefois remplacée par de l'excitation ; l'anorexie, les vomissements, la diarrhée et bien souvent des douleurs gastralgiques sur lesquelles insiste P. Lereboullet (*Congrès de Lyon*, oct. 1911), enfin les troubles respiratoires à forme de dyspnée spéciale, étudiée et signalée autrefois par Kussmaul, et les troubles urinaires, parmi lesquels, outre l'acétonurie complexe, il faut citer encore l'oliguric et la diminution sans cause appréciable de la glycosurie.

toute occasion de traumatisme, de choc violent ; il faut parer autant que possible aux infections aiguës, et, si une intervention chirurgicale est rendue nécessaire, attendre tout au moins pour la pratiquer que l'acétonurie complexe se soit amendée.

Mais c'est aussi par l'hygiène alimentaire qu'il faut intervenir, car un choix judicieux des aliments peut singulièrement favoriser la disparition de la diacéturie; on connaît en effet aujourd'hui (Embden, Baer et Blum, M. Labbé, H. Labbé et Violle) les aliments qui favorisent l'acétonurie (aliments cétogènes) et ceux qui s'opposent à sa production (aliments anticétogènes).

D'après ces données théoriques, presque toutes les graisses et les corps gras devraient n'être que très parcimonieusement permis. Les plus nuisibles seraient, d'après M. Labbé, le beurre peu frais d'abord, à cause de sa richesse en acide butyrique, puis les graisses animales et enfin les graisses végétales, les moins mal tolérées (1).

Parmi les albumines, certaines seraient cétogènes (albumine de la viande, albumine du lait) ; elles devraient être défendues et remplacées par des albumines anticétogènes, comme celles des œufs, des céréales et des légumes. Nous voici loin des régimes habituels des diabétiques dans lesquels on recommandait autrefois toutes les graisses et toutes les viandes à l'exclusion des légumes. Le régime carné

(1) Magnus Lévy, cependant, ne proscrit jamais les graisses de l'alimentation des acidosiques, car il n'a jamais vu l'acétonurie augmenter à la suite de leur absorption ; d'autre part, Maignon et Morand par des expériences sur le chien prouvent que l'acétonurie est moins élevée avec un régime de graisses pures qu'avec un régime uniquement carné (*Soc. de biologie*, 23 décembre 1911).

exclusif et excessif est donc très préjudiciable et il n'est pas douteux que bien des diabétiques avec dénutrition ont vu leur état général s'aggraver singulièrement à la suite d'une diététique semblable, que rendait trop rigoureuse encore l'exclusion absolue des hydrates de carbone.

Et cependant il semble irrationnel de prescrire ou de tolérer ceux-ci à des malades qui non seulement sont incapables de les utiliser, quand ces sucres proviennent des aliments, mais sont encore dans l'impossibilité d'assimiler convenablement ceux qu'ils élaborent dans l'intimité de leurs tissus par le dédoublement des albumines ou des graisses.

Malgré cela, à cause de cette constatation que les hydrates de carbone ont un rôle anticétogène non douteux, et qu'une dose de 50 grammes est, en général, très suffisante dans ce cas particulier, Marcel Labbé recommande d'en donner une très faible quantité chaque jour, qu'on choisira de préférence parmi les aliments susceptibles d'apporter le plus de matières alcalines (pommes de terre (1), légumes verts).

On a proposé aussi dans le but de lutter contre

(1) La pomme de terre, proscrite autrefois du régime des diabétiques, est, d'après M. Labbé, un des féculents que ces malades tolèrent et assimilent le mieux (*Presse médicale*, 12 octobre 1907). Mais il ne faut pas croire pour cela qu'elle est un aliment permis et même recommandé au même titre que les légumes verts et les salades cuites, car elle contient une forte proportion d'hydrates de carbone. C'est aussi l'opinion de Rathery, qui s'élève à juste raison contre l'habitude de prescrire la pomme de terre en guise de pain à tous les diabétiques indistinctement. Si les hydrates de carbone de la pomme de terre sont généralement mieux tolérés que ceux du pain, par exemple, cela est loin de constituer une règle, car certains la tolèrent bien, d'autres la tolèrent mieux que le pain, mais d'autres aussi beaucoup moins bien.

l'acidose certains régimes spéciaux ou cures. La plus sévère est celle que Guelpa (1) appelle « cure de désintoxication » et qu'il formule ainsi : jeûne de trois jours, accompagné de purgation abondante quotidienne, ce jeûne de trois jours étant renouvelé trois ou quatre fois de suite après quelques jours de repos. Pendant le jeûne, les boissons aqueuses seules sont permises (2). De prime abord, un tel régime d'inanition semble théoriquement irrationnel, puisque le jeûne est capable, à lui seul, de provoquer l'acétonurie. Pourtant Guelpa aurait obtenu des succès par sa méthode et Marcel Labbé aurait pu l'essayer sans inconvénient chez un acidosique pendant deux jours. Il aurait même constaté une diminution correspondante de l'acétonurie et de l'ammoniurie. Cependant il reconnaît (3) qu'il est impossible de continuer indéfiniment cette cure du jeûne surtout chez des malades qui ont déjà tendance à l'amaigrissement rapide.

On a conseillé encore le régime lacté. Magnus Lévy le prescrit à la période précomateuse ; Naunyn et Blum le recommandent ; Landouzy et Cottet (4) en ont obtenu un cas de guérison très net et d'autant plus curieux qu'il est reconnu aujourd'hui que l'albumine du lait est une albumine cétogène.

Enfin, en Allemagne, on utilise volontiers, malgré

(1) Guelpa. — La cure du diabète (*Soc. de thérap.*, 23 décembre 1909).

(2) Taillens, de Lausanne, préconise dans le même but de désintoxication intense la cure de boisson abondante : 3 à 4 litres d'eau de Vichy et un peu de lait.

(3) *Société de médecine*, 10 nov. 1911.

(4) Landouzy et Cottet. — Considérations diététiques à propos d'un diabétique obèse et acétonurique (*Presse médicale*, 6 février 1909).

qu'elle paraisse paradoxale, la cure de céréales par les bouillies d'avoine, d'orge ou de froment. Von Noorden (1) l'emploie dans les diabètes graves avec acidose, et donne chaque jour à ses malades 200 à 250 grammes de farine d'avoine en bouillies ou quelques œufs, mais pas de viande. Dans quelques cas heureux, la glycosurie, l'acétonurie, la diacéturie et l'ammoniurie, qui tout d'abord augmentent, finissent par disparaître. On en expliquerait le bon effet par une fermentation intestinale spéciale permettant ou bien une destruction de l'amidon dans l'intestin, ou bien une meilleure utilisation des hydrates de carbone. Cette méthode a été essayée par Marcel Labbé qui reconnaît que l'amidon de la farine d'avoine est toléré plus facilement que l'amidon de certaines autres farines, mais moins bien, en général, que celui de la pomme de terre.

L'inconvénient de cette cure réside d'une part dans le dégoût fréquent qu'éprouvent les malades à prendre les bouillies d'avoine en aussi grande quantité, et d'autre part dans la production d'œdèmes. Enfin si cette méthode thérapeutique donne parfois des résultats excellents, elle est loin d'avoir un effet constant (2).

D'après Blum, il serait inexact que la cure de céréales et d'avoine en particulier fut plus efficace dans les cas de diabète avec acidose ; elle pourrait selon lui être pratiquée avec une farine quelconque et agirait incontestablement mieux dans les glycosuries légères.

(1) VON NOORDEN. — *Berlin. klin. Woch.*, 7 sept. 1903.
(2) CASTAIGNE et RATHERY. — Le Livre du médecin; le diabète, la goutte, l'obésité, Paris, 1912.

On a conseillé encore, et nous devons les citer ici, la cure de matières grasses (Bouchardat, Arloing et Maignon) et même la cure de fruits (Jardet et Nivière) (1), mais ces cures sont le plus souvent dirigées contre le diabète même, et nous manquons des éléments nécessaires pour apprécier leur effet sur l'acétonurie.

La troisième indication thérapeutique à remplir dans la phase prémonitoire de l'acidose est d'alcaliniser le malade. Comme dans le cas qui nous occupe le malade est supposé n'être qu'acétonurique sans complication précomateuse, l'ingestion des alcalins pourra être jusqu'à un certain point suffisante. On choisira de préférence le bicarbonate de soude (2) que l'on fera prendre à la dose de 20 à 30 grammes, le premier jour en une seule prise, ou de deux prises de 10 à 15 grammes à la fin de chacun des principaux repas, et l'on continuera par des doses un peu moins fortes de 10 à 15 grammes par jour, pendant plusieurs jours de suite, tant que les urines ne seront pas redevenues alcalines et que la réaction de Gerhardt n'aura pas disparu.

2° Acidose confirmée avec menaces de coma. — Lorsque, dans l'urine d'un acétonurique,

(1) JARDET et NIVIÈRE. — Les fruits crus dans le régime des diabétiques, *Congrès français de médecine*, 9e session, 1907.

(2) Parce que ce sel est neutre, et qu'il n'a aucune saveur désagréable s'il est pur, surtout lorsqu'on le donne dans une eau gazeuse. Il est, de plus, aisément dédoublable dans l'organisme et abandonne facilement son acide carbonique qui est éliminé par les poumons. On a proposé de le remplacer par le citrate de soude, d'une saveur plus agréable, et mieux toléré par l'estomac et l'intestin, mais l'inconvénient de ce produit est qu'il alcalinise beaucoup moins, et qu'il faut en donner des doses presque doubles pour arriver au même résultat qu'avec le bicarbonate.

la réaction de Gerhardt est intense, lorsqu'en même temps se montre de l'oliguríe, et quelques-uns des signes avant-coureurs du coma, le pronostic s'assombrit, mais le coma qui menace peut encore être écarté si la thérapeutique intervient, à la fois rapide et active.

Le malade sera mis au repos absolu aussi bien physique que moral, et sera purgé, s'il est constipé, par une eau minérale purgative douce, ou par de l'huile de ricin ; enfin, l'alimentation habituelle sera supprimée et remplacée avec avantage par un régime lacté mitigé, comprenant une certaine ration d'hydrates de carbone (bouillie de céréales, purée de pommes de terre) et du sucre sous forme de lévulose, comme l'indique von Noorden. Comme l'alcool à cette période de la maladie a une action efficace (1), on en prescrira sous forme de champagne sec, de vin pur, ou plus simplement d'eau-de-vie dont on pourra donner trois à quatre petits verres par jour; enfin, on alcalinisera fortement par tous les moyens possibles. On pourra employer l'ingestion, le lavement ou l'injection.

L'ingestion de bicarbonate se fera avec des doses plus massives encore que celles que nous indiquions précédemment : 40 à 50 grammes par jour si possible, selon la susceptiblité du malade et sa tolérance gastro-intestinale. Des doses plus fortes de 100 grammes et davantage qui cependant seraient nécessaires, si l'on n'employait que l'ingestion, ne peuvent être prescrites à cause des vomissements et de la diarrhée qu'elles

(1) Marcel Labbé et Violle ont démontré que les acides à fonction alcool sont moins comatigènes que ceux qui ne possèdent que la fonction acide (in *Thèse de Violle*, Paris, 1910).

provoquent souvent. On sera donc amené à chercher d'autres voies d'absorption.

En lavements, par exemple; on pourra donner chaque jour deux à trois lavements du volume de 100 grammes contenant chacun une dizaine de grammes de bicarbonate (Blum).

Puis, comme la voie sous-cutanée est impraticable, à cause des escarres et des nécroses que ne manquerait pas de produire le bicarbonate de soude, on fera des injections intraveineuses de ce sel; c'est la technique indiquée autrefois par le professeur Lépine; c'est la seule qui ait donné jusqu'à présent des résultats appréciables (1).

Lépine préconise une solution peu concentrée à 1,7 p. 100; Magnus Lévy préfère une solution plus riche à 3 ou 5 p. 100; c'est aussi celle que recommande M. Labbé qui ajoute cependant 0,60 p. 100 de chlorure de sodium, en réduisant le bicarbonate à 3 p. 100.

Sicard et Salin (2), par contre, emploient une solution beaucoup plus riche, 9 à 10 p. 100, qui malgré sa concentration n'aurait pas d'inconvénient d'après eux (3), car ils n'en injecteraient que 100 à 250 centi-

(1) Des cas de guérison des plus typiques ont été observés ces temps derniers par M. Labbé [M. Labbé, Guérison d'un cas d'acidose diabétique par les injections intraveineuses de bicarbonate de soude (*Société méd. des hôpitaux*, 19 mai 1911); M. Labbé et Carrié, Acidose diabétique traitée par les injections intraveineuses de bicarbonate de soude (*Soc. méd. des hôpitaux*, 9 juin 1911)].

(2) Sicard et Salin. — Injections intraveineuses de bicarbonate de soude chez les diabétiques (*Soc. méd. des hôpitaux*, 16 juin 1911).

(3) Blum, avec une solution de carbonate de soude à 5 p. 100, aurait eu des complications. Les veines n'auraient pas pu supporter cette solution par trop éloignée de l'isotonie et auraient réagi par un spasme et la production d'un caillot obturant tout le trajet de la veine.

mètres cubes assez rapidement, alors que par les autres méthodes, il est recommandé d'agir très lentement pour faire passer dans le torrent circulatoire la quantité de solution suffisante à assurer l'absorption des 15 à 30 grammes de bicarbonate prescrits. Ainsi Lépine recommande d'employer une heure et demie à injecter deux litres, Magnus Lévy une demi-heure par litre, etc.

La difficulté consiste dans la stérilisation qui modifierait le bicarbonate. Aussi quelques auteurs conseillent d'employer de l'eau stérilisée et du bicarbonate chimiquement pur; d'autres conseillent de chauffer la solution dans un ballon non fermé ; mais la stérilisation en vase clos est cependant possible ; son seul inconvénient, de peu d'importance d'après Blum, serait de transformer le bicarbonate en sesquicarbonate.

L'injection de la solution tiédie à 38° se fera au moyen d'une grosse aiguille creuse à biseau court dans une veine du bras ou du dos de la main, voire même dans la saphène, et comme le bicarbonate provoque des nécroses dans le tissu cellulaire, il sera bon de ne laisser couler l'injection que lorsqu'on sera certain que l'aiguille est bien en place. Lépine conseille même à ce sujet de disséquer la veine avant de pousser l'injection.

Cette méthode d'alcalinisation est la plus sûre et la plus active, mais elle a cependant des inconvénients qu'il est bon de connaître. Souvent, en effet, elle provoque un œdème généralisé, car le bicarbonate a une action inhibitrice sur l'élimination des chlorures [Widal, Lemierre et Cotoni (1)] ; il faut donc

(1) Widal, Lemierre et Cotoni. — *Semaine médicale*, 12 juillet 1911.

toujours se méfier lorsque le poids des acétonuriques ainsi traités augmente trop rapidement. Il suffit, d'ailleurs, de suspendre momentanément le traitement alcalin pour voir disparaître l'œdème.

Les injections intraveineuses provoquent fréquemment aussi de la diarrhée, quelquefois aussi de la stomatite, enfin au moment de l'injection même on peut voir survenir des troubles généraux graves : céphalée, vomissements, convulsions, parfois même une élévation de température.

Malgré cela, l'injection intraveineuse qui a donné déjà des résultats probants non seulement dans l'acidose grave, mais encore dans le coma, reste la méthode de choix conseillée par les auteurs français. Dans des cas aussi pressants que l'acétonurie grave à la phase précomateuse, alors qu'il n'y a pas un moment à perdre, elle permet d'agir sûrement et avec toute la rapidité désirable. Son action, un peu brutale même, produit dans l'économie une perturbation énergique mais favorable, car la réaction qu'elle détermine est capable de produire l'amélioration durable de l'acétonurie (Lépine).

TABLE DES MATIÈRES

756-12. — Corbeil. Imprimerie Crété.

www.ingramcontent.com/pod-product-compliance
Ingram Content Group UK Ltd.
Pitfield, Milton Keynes, MK11 3LW, UK
UKHW020201200726
13856UKWH00003B/1126